KB266311

영양제 혁명

영양제 혁명

ⓒ 조재학, 2026

초판 1쇄 발행 2026년 4월 10일

지은이   조재학
펴낸이   이기봉
편집   좋은땅 편집팀
펴낸곳   도서출판 좋은땅
주소   서울특별시 마포구 양화로12길 26 지월드빌딩 (서교동 395-7)
전화   02)374-8616~7
팩스   02)374-8614
이메일   gworldbook@naver.com
홈페이지 www.g-world.co.kr

ISBN   979-11-388-5849-6 (03510)

영양제 혁명

의학박사 **조재학**

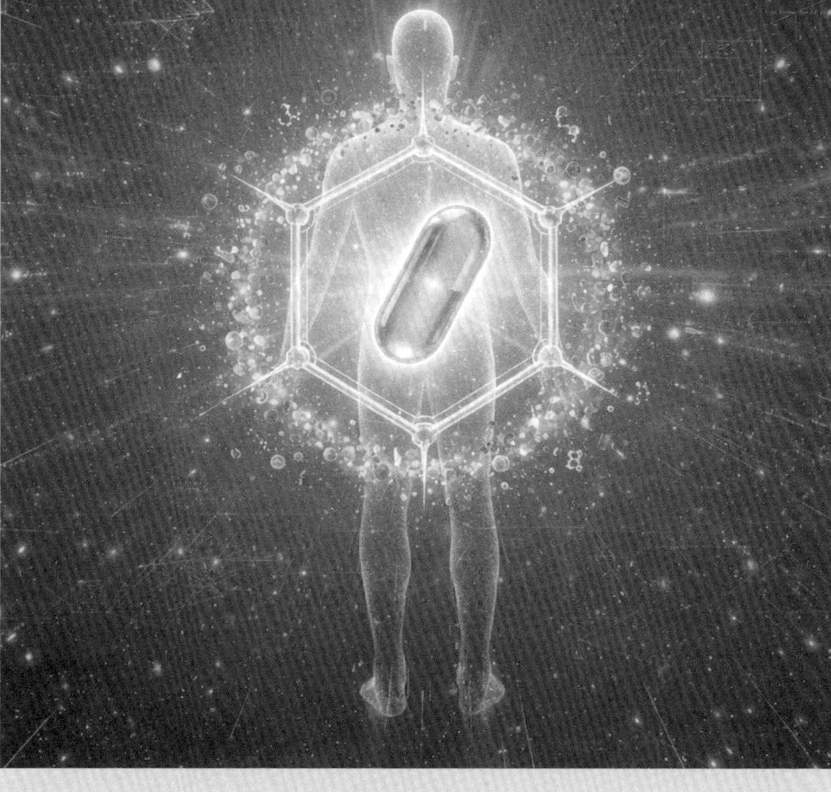

좋은땅

머리말

　최근 몇 년 사이 건강에 대한 사회적 관심과 리터러시는 분명히 한 단계 높아졌다. 예전에는 병이 생겼을 때 병원을 찾는 것이 건강 관리의 전부였다면, 이제는 병이 생기기 전부터 몸을 관리해야 한다는 인식이 점점 보편화되고 있다. 그 변화의 중심에 바로 '영양제'가 있다. 이제 많은 사람들은 적어도 영양제 한두 개 정도는 챙겨 먹어야 한다고 생각하며, 실제로 국민 상당수가 어떤 형태로든 영양제를 복용하고 있다. 영양제는 더 이상 일부 건강 마니아나 특정 연령대의 전유물이 아니라, 현대인의 일상 속으로 깊숙이 들어왔다.

　불과 얼마 전까지만 해도 "밥만 잘 먹으면 된다"라는 말은 상식처럼 받아들여졌다. 균형 잡힌 식사만 하면 굳이 영양제를 먹을 필요가 없다는 생각은 오랫동안 사회 전반을 지배해 왔다. 그러나 지금 우리는 그 믿음이 더 이상 현실을 충분히 설명하지 못한다는 사실을 경험적으로 알고 있다. 우리가 먹는 음식의 양은 과거보다 훨씬 풍족해졌지만, 그 안에 들어 있는 영양의 밀도는 오히려 낮아졌다. 토양은 고갈되었고, 농산물은 빠른 성장과 외형을 기준으로 재배되며, 가공식품과 정제 식품은 일상적인 식사가 되었다. 여기에 더해 현대인의 삶은 만성적인 스트레스, 수면 부족, 과도한 업무와 정보 과부하로 가득 차 있다. 이런 환경은 단순히 피로를 유발하는 것을 넘어, 인체 내 영양소를 빠르게 소모시키고 결핍을 심화시키는 방향으로 작용한다.

이러한 변화 속에서 영양제는 선택의 문제가 아니라, 하나의 현실적인 대응 전략이 되었다. 중요한 점은 영양제가 '자연식의 대체물'이 아니라는 사실이다. 영양제는 우리가 더 이상 음식만으로 충족시키기 어려워진 생리적 요구를 보정하기 위한 도구이며, 현대 환경에 적응하기 위한 일종의 안전장치다. 그럼에도 불구하고 대부분의 사람들은 영양제를 명확한 기준 없이 복용하고 있다. 누군가에게 좋다는 말을 듣고, 인터넷 후기나 광고를 보고, 혹은 주변 지인의 추천에 따라 성분과 용량을 제대로 이해하지 못한 채 선택한다. 어떤 영양제가 나에게 필요한지, 왜 필요한지, 얼마만큼 복용해야 하는지에 대한 질문은 여전히 공백으로 남아 있다.

영양제에 대한 정보는 넘쳐 나지만, 기준은 부족하다. 어떤 성분이 유행처럼 소비되었다가 사라지고, 특정 영양제가 만병통치약처럼 소개되기도 한다. 그러나 인체는 그렇게 단순하지 않다. 몸은 하나의 시스템이며, 영양은 그 시스템을 구성하는 여러 기전을 미세하게 조정하는 도구다. 성분의 이름보다 중요한 것은 그 성분이 어떤 생리학적 경로에 작용하는지, 다른 성분과 어떤 관계를 맺는지, 그리고 장기적으로 안전하게 유지될 수 있는지다. 이제는 '무엇을 먹느냐'보다 '어떤 기준으로 설계된 전략을 따르느냐'가 더 중요해진 시대다.

세계적인 미래학자이자 기술 사상가인 레이 커즈와일은 이러한 문제의식을 누구보다 앞서 인식한 인물이다. 그는 인간이 생명 연장 기술의 결정적인 전환점에 도달하기 전까지, 영양제를 포함한 다양한 생물학적 전략을 통해 시간을 벌어야 한다고 말해 왔다. 이른바 '브릿지 전략'이라 불리는 그의 접근은, 영양제가 단순한 보조 수단이 아니라 생명 연장의 중요한 연결 고리가 될 수 있다는 관점을 제시한다. 그의 하루 100알 영양제 루틴은 과장처럼 보이기도 하지만, 그 이면에는 매우 명확한 기전 중심의 사고가 존재한다. 그는 영양제를 많이 먹고 싶어서가 아니라, 노화를 구성하는 핵심 기전을 놓치지 않기 위해 그렇게 설계했다.

하지만 여기서 또 하나의 문제가 드러난다. 과연 모든 사람이 수십, 수백 개의 영양제를 복용해야만 의미 있는 효과를 얻을 수 있을까? 몇 가지 영양제만 먹는 것이 정말로 의미가 있을까? 그렇다면 어떤 성분을, 어떤 기준으로, 어느 정도까지 복용해야 하는 것이 합리적일까? 이 질문들에 대해 명확하게 답해 주는 책은 많지 않다. 대부분은 성분 설명에 머무르거나, 특정 제품을 홍보하는 데 그친다.

이 책은 바로 그 공백을 메우기 위해 쓰였다. 이 책의 목적은 영양제를 맹목적으로 권유하는 것이 아니라, 영양제를 이해하는 기준을 제시하는 데 있다. 영양제가 왜 필요한지, 어떤 생리학적 문제를 겨냥하는지, 그리고 복잡한 정보를 어떻게 단순하고 지속 가능한 전략으로 재구성할 수 있는지를 설명한다. 특히 이 책은 '많이 먹는 영양제'가 아니라, '기전을 기준으로 설계된 영양 전략'에 초점을 맞춘다. 성분의 숫자가 아니라 구조를 이해하고, 유행이 아니라 원리를 따라가도록 돕는 것이 이 책의 핵심이다.

영양제는 이제 선택의 문제가 아니다. 문제는 어떻게, 어떤 기준으로 선택할 것인가이다. 이 책을 통해 독자들은 더 이상 막연한 불안이나 유행에 휘둘리지 않고, 자신의 몸과 삶에 맞는 영양 전략을 스스로 판단할 수 있는 기준을 갖게 될 것이다. 이것이 바로 『영양제 혁명』이 제안하는 가장 중요한 변화이며, 이 책이 독자에게 전하고 싶은 출발점이다.

— 어느 비 내리는 저녁 연구실에서

아침 햇빛이 아직 방의 공기를 충분히 데우기 전, 실리콘밸리의 오래된 책상 위에서는 이미 새로운 하루가 조용히 움직이고 있었다. 레이 커즈와일은 투명한 유리통 안에 담긴 수십 개의 영양제를 하나씩 꺼내어 손바닥 위에 천천히 정렬하며, 마치 공학적 정확성을 요구하는 실험을 수행하듯 호흡을 가다듬었다. 영양제들은 색도 형태도 모두 달랐고, 어떤 것은 금속성의 반짝임을 띠었으며, 어떤 것은 단순한 허브 캡슐처럼 보였지만, 그가 쌓아 온 세월과 연구를 알고 있는 사람이라면 그 알약 하나하나가 단지 보충제를 넘어 미래를 향한 생명 연장의 장치라는 사실을 이해했을 것이다. 이렇게 정리된 약들은 어느 날 갑자기 등장한 것이 아니었고, 그는 이미 수십 년 동안 매일 아침 이 의식을 반복해 왔다.

커즈와일이 영양제의 무게를 손끝으로 느끼며 하루를 시작하는 모습은 많은 이들에게는 다소 괴상하게 보였을지 모르지만, 그에게 이는 단순한 습관을 넘어 인간 생물학의 운명과 미래의 기술적 도착점 사이에서 자신이 지켜야 할 최소한의 전략이었다. 그는 언젠가 특이점, 즉 인공지능이 인간 지능을 뛰어넘고 의료기술이 인간의 생명 구조를 본격적으로 재설계할 수 있게 되는 시점이 도달할 것이라 믿었고, 그 시점이 오기까지 스스로 어떻게든 버텨 내야 한다고 생각했다. 그래서 그는 노화생물학, 대사과학, 영양학, 유전체학 등 그가 손에 닿을 수 있는 거의 모든 영역을 탐구하며, 인간의 시간이라는 가장 냉정한 변수에 맞서기 위한 자신만의 장수 공학을 만들어 갔다.

나는 커즈와일의 이러한 선택이 단순히 건강을 유지하기 위한 의지의 표현이 아니라, 미래의학을 한발 앞서 살아가는 자의 철학적 행동임을 조금 늦게 깨달았다. 의사로서 매일 환자들을 만나고, 사람의 몸이 어떻게 허물어지고 회복되는지를 가까이에서 관찰해 온 내 입장에서는, 그의 접근 방식이 세상을 다른 각도로 바라보는 하나의 창이라는 사실이 점점 명확해졌다. 우리가 기존에 알고 있던 의학은 대부분 질병이 발생한 이후 이를 교정하거나 억제하는 방식으로 이루어져 있었고, 환자의 현재 상태를 기준으로 판단하는 경우가 대부분이었다. 그러나 커즈와일의 시각은 그보다 훨씬 더 먼 곳을 향해 있었고, 여전히 도착하지 않은 미래의 의료기술을 전제로 삼으며 지금 당장 실천할 수 있는 모든 전략을 생물학적 시간 조절이라는 목표 아래서 통합하고 있었다.

그가 매일같이 100알 가까운 영양제를 삼키는 장면은, 보는 사람에 따라 과도한 행위처럼 보일 수도 있겠지만, 노화라는 거대한 주제 앞에서는 오히려 인간이 취할 수 있는 가장 논리적인 전략일 수 있다는 생각이 자연스럽게 떠올랐다. 특히 그가 복용하는 영양제들의 목록을 살펴보면 단순히 비타민과 미네랄의 나열이 아니라, 미토콘드리아 기능을 극대화하는 성분들, 만성염증을 낮추는 물질들, 세포 대사를 향상시키는 조합, 항산화 체계를 강화하는 요소들, 유전자 안정성을 지키는 물질들까지 각기 다른 목적과 과학적 근거를 가진 항목들이 매우 정밀하게 배열되어 있었다. 이것은 단순한 보조제가 아니라, 자신의 생명 유지 시스템을 스스로 유지보수하는 일종의 생명 엔지니어링에 가까웠다.

하지만 커즈와일의 방식을 그대로 따라 할 수 있는 사람은 많지 않다. 의료적 관점에서도 하루 100개의 영양제를 장기간 지속하는 것은 현실적인 부담이 크고, 실제로 대부분의 사람들에게 적합하지 않을 수 있다. 그럼에도 불구하고 나는 그의 방식에 담긴 핵심 철학이 매우 중요한 시사점을 제공한다고 느꼈다. 영양제는 단순히 부족한 영양분을 채우기 위한 수단이 아니라, 다가오는 미래의학 시대에 인간이 자신의 몸을 능동적으로 설계하기 위한 첫 단계가 될 수 있다는 것이다.

그래서 나는 커즈와일이 만든 100개의 리스트를 직접 분석하기 시작했다. 성분 간의 중복을 제거하고, 효능이 서로 비슷한 영양제들을 하나로 묶고, 실제 임상 현장에서 유효성이 검증된 조합을 중심으로 재구성하면서, 그의 장수 전략을 보다 현실적이고 효과적으로 구현할 수 있는 구조를 마련했다. 그 결과 커즈와일의 핵심 전략은 생각보다 훨씬 간결하게 정리될 수 있었고, 영양제를 무리하게 많이 복용하지 않아도 충분히 미래의학 시대에 걸맞은 장수 전략을 구축할 수 있다는 결론에 도달했다.

커즈와일 포뮬러는 단지 한 과학자의 실험을 따라 하는 것이 아니라, 미래의학의 흐름 속에서 인간의 생물학적 시간을 능동적으로 관리하기 위한 전략을 재정의하는 시도이며, 동양인의 대사 특성과 생활환경, 그리고 임상적 경험을 반영해 보다 정교하게 재구성한 시스템이다. 이는 미래의학이 단순히 치료 기술의 발전만을 의미하는 것이 아니라, 인간이 자신의 생명에 대해 더 깊이 개입할 수 있는 시대가 열리고 있다는 의미이기도 하다.

우리는 지금 거대한 변화의 초입에 서 있다. 유전자 편집 기술은 인간의 세포를 다시 쓰는 단계에 도달하고 있고, 나노의학과 재생의학은 질병 치료를 넘어 조직과 장기를 재생시키는 방향으로 발전하고 있으며, 인공지능은 의학적 판단의 정확도를 새로운 차원으로 끌어올리고 있다. 이러한 변화의 흐름 속에서 영양제는 단순한 보조제가 아니라, 앞으로 도래할 생명연장 기술과 인간의 생물학적 시스템을 연결해 주는 다리 역할을 하게 될 것이다.

이 책은 바로 그 지점에서 출발한다. 나는 환자들의 삶 속에서 노화가 어떻게 진행되고, 어떤 방식으로 역전될 수 있는지 매일 관찰해 왔고, 미래의학이 인간의 생명에 어떤 선택지를 제공할 수 있는지 오랫동안 연구해 왔다. 그 경험을 바탕으로, 우리가 지금 당장 실천할 수 있는 가장 현실적이고 강력한 미래 건강 전략을 제시하고자 한다. 이는 단지 영양제를 추천하거나 기능을 설명하는 차원을 넘어, 인간이 자신의 생물학을 이해하고 설계하며 장수 시대를 능동적으로 준비할 수 있도록 돕는 하나의 지침서가 될 것이다.

장수는 더 이상 우연이나 유전의 결과로만 설명되지 않는다. 미래의학 시대에는 스스로 선택하고 설계하는 삶의 결과가 될 것이며, 그 시작은 어려운 기술이 아니라 우리가 매일 손에 쥘 수 있는 작은 캡슐 하나에서 시작된다. 이 책은 그 작은 선택이 어떻게 인간의 생물학적 시간을 바꾸고, 결국 미래의학이 열어 줄 새로운 세계에 도달할 수 있는 기회를 제공하는지에 대한 이야기다.

차례

머리말　　　　　　　　　　　　　　　　　　　　　　　5

프롤로그　　　　　　　　　　　　　　　　　　　　　9

1장　**인간 노화의 9가지 메커니즘**

1-1. 텔로미어 ― 인간 생물학의 시간표에 새겨진 서명　　26

1-2. 미토콘드리아

　　― 생명 에너지의 엔진이 약해질 때 찾아오는 세포적 피로　　29

1-3. 만성염증 ― 보이지 않는 불이 몸 전체를 서서히 태울 때　　31

1-4. 단백질 항상성 붕괴

　　― 신체 구조의 질서가 흐트러지는 순간　　33

1-5. 유전체 불안정 ― DNA라는 설계도가 흔들리는 순간　　35

1-6. 세포 노화

　　― 더 이상 분열할 수 없는 세포가 몸속에 남기는 흔적　　37

1-7. 장내미생물 ― 보이지 않는 또 하나의 장기가 흔들릴 때　　39

1-8. 줄기세포 고갈 ― 회복력의 마지막 보루가 무너지는 순간　　41

1-9. 대사 불균형 ― 생명 시스템의 엔진이 흐트러지는 순간　　42

1-10. 아홉 축의 연결성 ― 하나가 흔들리면 모두가 흔들린다　　44

1-11. 미래의학은 이 아홉 축을 어떻게 바꿀 것인가　　45

1-12. 노화는 피할 수 없지만, 조절할 수는 있다　　47

2장 영양제의 과학
― 분자 수준에서 젊음을 설계하다

2-1. 영양제는 왜 지금 시대에 다시 의미를 갖게 되었는가   51

2-2. 세포영양학의 탄생

    ― 영양이 '세포 수준의 기술'로 진화하기까지   54

2-3. 분자생물학이 밝혀낸 영양의 본질

    ― 영양은 세포 내부의 신호다   57

2-4. 현대 영양학의 한계

    ― '칼로리 중심 관점'이 놓쳐 버린 세포의 진실   59

2-5. 영양제는 정말 효과가 있는가?   61

2-6. 영양제는 더 이상 음식이 아니라,

    '생명을 설계하는 언어'다   63

2-7. 영양제는 약이 아니다.

    그러나 약보다 깊은 곳에 도달한다   64

2-8. 미래의학 시대를 준비하는 첫 번째 기술은

    거창한 것이 아니다   65

2-9. 영양제는 '삶의 의지'가 아니라,

    '미래를 준비하는 지능'이다   66

3장　레이 커즈와일의 장수 전략
　　　― 왜 그는 100알을 먹는가

3-1. 왜 커즈와일은 매일 100알을 먹는가
　　　― 생명 연장을 설계한 공학자의 사고방식　　　69

3-2. 25년간의 자기실험　　　72

3-3. 생물학적 나이를 되돌리는 전략　　　75

3-4. 특이점 이전까지 최대한 버티기(Survive to 2045)　　　79

3-5. 커즈와일이 정의한 장수 3단계(L1 · L2 · L3)　　　83

4장　커즈와일이 실제로 복용하는
　　　영양제 100종 분석

4-1. 커즈와일의 100종 리스트는 왜 재해석이 필요한가　　　89

4-2. 100종에서 중복을 제거해
　　　'실제로 작동하는 단위'로 재정렬하다　　　92

4-3. 핵심 효능별 군집화
　　　― 생명 시스템의 구조로 영양제를 재배열하다　　　95

4-4. Evidence Level
　　　― 영양제를 과학적 무게로 다시 배열하다　　　100

5장　커즈와일 포뮬러의 재해석
─100알을 12알로 줄이다(J12 Formula)

5-1. 커즈와일 철학 ─ "몸은 정보이며, 노화는 엔트로피다"　　107

5-2. 커즈와일의 100알을 해부하다 ─ 기전 기반의 재구성　　111

5-3. 커즈와일 포뮬러의 문제점

　　　─ 시대 · 규제 · 지속 가능성의 충돌　　116

5-4. 12알로 재설계하기 ─ J12 Formula의 철학적 원칙　　121

6장　12개 핵심 영양소의 과학적 근거

6-1. 12개 포뮬러의 과학

　　　─ 근거의 무게를 견디는 전략만이 살아남는다　　129

6-2. 항염 · 항산화 ─ 염증의 기저선을 낮추는 전략의 과학　　130

6-3. 미토콘드리아 강화

　　　─생명 에너지의 엔진을 되살리는 전략의 과학　　133

6-4. 대사 · 혈당 · 지방간

　　　─ 동양인의 생리적 약점을 보완하는 전략의 과학　　137

6-5. 뇌 · 시각 · 인지 기능

　　　─ 생명의 정보처리 시스템을 보존하는 전략의 과학　　140

6-6. 장 · 면역 · 호르몬

　　　─ 인간 생명 시스템의 숨겨진 중심축을 조절하는 과학　　144

7장 **Designed Food**
— 영양제의 시대를 넘어, 설계된 음식의 시대로

8장 **장기별 영양전략**
— 수명을 늘리는 12개 장기의 비밀

8-1. 인간은 장기의 집합체가 아니라

　　하나의 생명 네트워크다　　　　163

8-2. 뇌 — 신경세포를 젊게 유지하는 영양 포뮬러　　165

8-3. 심장 · 혈관 — 혈관 나이를 10년 늦추는 전략　　169

8-4. 간 — 지방간 · 해독 · 대사 네트워크의 중심　　173

8-5. 근육 — 60세 이후 근육이 생명이다　　177

8-6. 피부 — 노화를 가장 먼저 드러내는 장기　　180

8-7. 신장 — 장수 전략에서 가장 간과되는 장기　　184

8-8. 장 — 장내미생물은 제2의 유전자　　187

8-9. 안과(망막 · 황반)

　　— 시각 기능을 지키는 항산화 · 대사 영양학　　191

8-10. 심부온도 · 수면 · 스트레스 — 장기 간섭의 숨은 축　　195

9장　연령대 · 직업별 최적화 루틴

9-1. 20대 루틴 — 에너지 · 대사 중심의 설계　201

9-2. 30대 루틴

　— 스트레스 · 피로 · 대사 · 눈의 조율이 필요한 시기　206

9-3. 40대 루틴

　— 호르몬 · 염증 · 간을 중심축으로 재설계해야 하는 시기　212

9-4. 50대 루틴

　— 심혈관 · 면역 중심 전략이 생명력을 결정하는 시기　218

9-5. 60대 루틴

　— 근육 · 뇌 · 시력 보호가 생명곡선을 결정하는 시기　223

9-6. 직업별 루틴 — 일의 형태가 생명 시스템을 결정한다　228

10장　장수영양과 식단
　— 보충제만으로는 해결되지 않는 것들

10-1. 지중해식의 과학 — '음식이 약이 되는 시스템'의 정체　239

10-2. 저탄고섬유 전략 — 혈당의 진폭이 수명을 결정한다　241

10-3. 단백질 최적화 — 근육, 대사, 뇌를 동시에 지키는 생명학　244

10-4. 간헐적 단식

　— 대사 유연성을 되살리는 가장 오래된 기술　247

10-5. 장내미생물과 영양 흡수력

　— 보충제의 효과를 결정짓는 숨은 조절자　250

11장 정밀영양(Precision Nutrition)
─ 개인 맞춤형 시대의 시작

11-1. 유전자 기반 영양 ─ 타고난 설계도가 말해 주는 것들　255

11-2. 마이크로바이옴 기반 영양

　　─ 장내 생태계가 영양효과를 바꾼다　257

11-3. AI 기반 섭취 알고리즘

　　─ 알고리즘이 '내 몸의 언어'를 읽기 시작하다　260

11-4. 디지털 트윈 헬스케어

　　─ 나의 또 다른 생체 버전이 영양을 설계한다　263

11-5. 정밀영양의 미래

　　─ '평균값의 영양'에서 '개별 생명 설계'로　266

12장 생명연장 기술과 영양제의 관계

12-1. 영양제는 생명연장의 '전 단계 기술'이다　271

12-2. 노화억제제(Senolytics)의 시대와 영양의 상호작용　272

12-3. 유전자 치료 · 세포치료와 영양의 통합 모델　275

에필로그 ─ 장수는 선택이 될 수 있는가　289

1장

인간 노화의 9가지 메커니즘

인간의 몸은 태어나는 순간부터 단순한 생물학적 구조의 조합이 아니라 하나의 완전한 우주로서 작동하기 시작한다. 세포는 분자 단위의 정교함으로 진동하고, 혈관은 생명의 흐름을 유지하기 위해 쉼 없이 움직이며, 뇌는 인간이 아직 경험하지 않은 미래의 상황을 상상하고 준비하려는 듯 끊임없이 예측을 시도한다. 그러나 이 정교함 속에서 인간은 자신의 생물학이 완벽하다고 느끼지 못한다. 잠시 동안은 젊음이라는 에너지와 회복력 속에 숨어 있지만, 시간이 조금씩 지나면서 몸의 깊은 곳에서 느리게 움직이던 균열들이 표면으로 올라오고, 우리는 어느 순간부터 자신도 모르게 노화의 실체를 감지하기 시작한다.

노화는 단순한 현상이 아니다. 노화는 우리가 매일 경험하는 피로의 잔해들, 예전과 다른 회복 속도, 새벽에 깊게 잠들지 못하는 의외의 변화, 생각이 예전만큼 날카롭지 않다는 작은 징후들로 모습을 드러낸다. 이 변화들은 어느 날 갑자기 생기는 것이 아니라, 오랫동안 내부에서 조용히 진행되던 수많은 생물학적 흐름의 결과물이다. 의사로서 나는 이러한 모습을 진료실에서 매일 마주한다. 환자들은 대부분 특정 질환 때문에 병원을 찾지만, 그 질환의 밑바닥에는 이미 수십 년 동안 진행되어 온 노화 메커니즘의 파동이 깔려 있다.

이러한 이유로 과학자들은 오랫동안 인간의 노화를 설명하려 했고, 그 과정에서 노화가 단일한 사건이 아니라 복합적인 구조적 변화의 총합이라는 사실을 밝혀냈다. 신체는 단순히 한 곳이 오래되어 고장나는 것이 아니라, 인체를 이루는 여러 층위에서 동시에 균열이 생기고 서로 영향을 주며 결국 전체 시스템이 느려지고 무거워지는 것이다. 우리는 이 변화를 피부에서 느끼기도 하고, 근육에서 경험하기도 하며, 눈과 뇌와 장기 전체에서 조금씩 체감한다.

최근 노화생물학은 이 복잡한 흐름을 더 정밀하게 설명하기 위해 아홉 가지 핵심 메커니즘, 즉 노화를 구성하는 아홉 개의 축을 정리했다. 텔로미어의 단축, 미토콘드리아 에너지 감소, 만성염증의 지속, 단백질 항상성 붕괴, DNA의 불안정성, 세포 노화의 가속화, 장내미생물 생태계의 붕괴, 줄기세포 고갈, 대사 조절 능력의 약화. 이 아홉 가지는 서로 따로 존재하는 것이 아니라, 마치 거대한 생명 시스템의 톱니바퀴처럼 서로 연결되어 있고 각 축이 조금이라도 흔들리면 나머지 축들도 연달아 영향을 받으며 전체 생명 시스템 전체에 파동을 일으킨다.

이 아홉 개의 요소는 단순히 '노화의 원인 목록'이 아니다. 이것은 우리가 앞으로 어떤 방식으로 노화를 늦추거나 되돌릴 수 있는지에 대한 지도이며, 미래의학이 어떤 방식으로 인간의 생물학에 개입하게 되는지를 설명하는 근본적인 구조이다. 프롤로그에서 이야기했던 레이 커즈와일 역시 이러한 아홉 개의 축을 일찍이 간파했고, 이 축들 각각을 자신의 생명전략 속에 하나씩 끼워 넣으며 생물학적 시간을 적극적으로 다루었다. 커즈와일이 매일 100개의 영양제를 섭취한 이유도 바로 이 아홉 개의 메커니즘 하나하나에 개입하려는 전략의 결과였다. 그는 노화를 마치 공학적 문제처럼 분석하고, 인간의 생명 시스템을 유지보수하는 데 필요한 요소들을 과학적으로 배열했다.

나는 진료실에서 환자들을 보며, 그리고 미래의학과 장수학 연구를
해 오며, 이 아홉 가지 노화 메커니즘이 단순한 학문적 개념이 아니라
실제로 사람의 일생을 깊이 규정하는 구조임을 계속 확인해 왔다. 어
떤 환자는 이유 없이 피로가 심하다고 말하고, 어떤 환자는 최근 기억
력이 흐려졌다고 이야기한다. 또 어떤 환자는 이전보다 상처가 잘 낫
지 않는다고 느끼고, 누군가는 이유 없이 면역력이 떨어진 것 같다고
말한다. 이 모든 변화는 서로 다른 것으로 보이지만, 실제로는 아홉 개
의 축 중 어느 하나 또는 여러 개가 동시에 흔들리는 과정의 결과다.
이 변화가 축적되면 질병이라는 형태로 나타나고, 그 질병은 다시 노
화 속도를 더 빠르게 만든다.

따라서 이 아홉 개의 노화 메커니즘을 이해하는 것은 단순히 학문
적으로 흥미로운 일이 아니라, 실질적으로 미래의학 시대에서 우리가
어떻게 자신의 생물학을 관리하고, 장수를 실천하며, 생명 연장의 기
회를 잡을 수 있는지에 대한 가장 실용적인 지도라 할 수 있다. 인간의
노화는 운명이 아니라 설계 가능한 과정이며, 미래의학의 발전과 영
양전략의 결합은 이 설계도를 직접 손에 쥘 수 있는 시대를 열고 있다.

이제 그 아홉 가지 메커니즘을 하나씩 이야기해 보려 한다. 단순한
학술적 설명으로 끝나는 것이 아니라, 이 메커니즘이 어떻게 발견되
었고, 어떤 역사적 흐름 속에서 인간의 노화를 설명하는 핵심 개념으
로 자리 잡았으며, 실제 임상 현장에서 어떤 모습으로 드러나고, 미래
의학 시대에는 어떤 방식으로 개입할 수 있을지까지 모두 포함해 깊
고 길게 설명할 것이다. 그리고 이 모든 과정은 결국 우리가 왜 영양제

라는 작은 도구를 통해 생물학적 시간을 다시 설계할 수 있는지로 이어진다.

1-1. 텔로미어 — 인간 생물학의 시간표에 새겨진 서명

텔로미어는 염색체의 끝에 달린 보호막처럼 보이지만, 이 구조의 의미를 곱씹어 보면 인간 생물학에서 시간이라는 개념을 가장 명확하게 드러내는 특별한 장치라는 사실을 깨닫게 된다. 우리는 흔히 나이를 숫자로 평가하지만, 세포가 가진 생물학적 나이는 결코 출생연도만으로 설명될 수 없다. 어떤 사람은 태어난 해로 보면 아직 젊지만, 세포 내부의 텔로미어는 이미 깊이 닳아 있으며, 반대로 어떤 사람의 텔로미어는 실제 나이보다 놀라울 만큼 긴 상태로 남아 있기도 한다. 이는 개인의 삶의 방식, 스트레스 수준, 영양 상태, 염증 정도, 생활 환경 등이 모두 텔로미어의 길이에 영향을 미친다는 뜻이며, 인간의 시간은 단순히 달력의 흐름이 아니라 세포 내부에서 매 순간 기록되는 생물학적 서사라는 사실을 보여 준다.

텔로미어의 발견은 20세기 후반 생명과학에서 가장 혁명적인 사건 중 하나였다. 텔로미어가 세포 분열의 수명을 결정한다는 사실이 밝혀지기까지 연구자들은 오랜 시간 염색체의 안정성이라는 난제를 붙잡고 씨름해야 했다. 염색체가 분열할 때마다 끝부분이 왜 조금씩 줄어드는 것인지, 그 줄어드는 과정이 왜 세포 기능의 약화를 동반하는지, 그리고 이 과정이 왜 노화의 가장 근본적인 신호로 작용하는지를 이해하는 데에는 수십 년의 노력이 필요했다. 이 발견은 결국 노벨생리의학상으로 이어졌고, 텔로미어는 단순한 생물학 구조가 아니라 인간의 생명 시간을 대변하는 하나의 언어가 되었다.

나는 임상 현장에서 텔로미어의 실체를 매일 실감한다. 예를 들어, 두 명의 환자가 같은 나이에 비슷한 생활을 하고 있다고 말해도, 실제 진료 과정에서는 한 사람은 놀라울 정도로 회복력이 뛰어난 반면, 다른 사람은 작은 상처도 잘 낫지 않고 감염에 취약하며, 피로감이 쉽게 쌓이는 경우를 자주 본다. 이런 차이의 상당수는 텔로미어 길이와 깊게 연결된다. 텔로미어가 짧아지면 세포는 더 이상 활발히 분열하지 못하고 회복 속도는 느려지며, 노화의 신호는 더 빠르게 표면으로 올라온다. 이런 사람들은 같은 질환이라도 더 오래 아프고, 같은 치료라도 더디게 반응하며, 신체적·정신적 탄력성이 떨어진다.

반대로 텔로미어가 여전히 긴 상태를 유지하고 있는 사람은 작은 스트레스에도 쉽게 흔들리지 않고, 감염을 이겨 내는 면역력도 높으며, 수술 후 회복 시간도 현저히 짧다. 즉 텔로미어는 단순히 세포 내부의 구조물이 아니라, 인간의 '생물학적 젊음'을 결정하는 가장 중요한 파라미터이자 노화를 이해하는 첫 번째 열쇠라고 할 수 있다.

스트레스가 텔로미어를 빠르게 단축시킨다는 사실은 많은 연구에서 반복적으로 확인되었다. 특히 어린 시절의 불안정한 환경이 성인이 된 이후의 텔로미어 길이에 영향을 미친다는 연구는 인간의 삶과 생물학이 얼마나 긴밀하게 연결되어 있는지를 보여 준다. 수면 부족,

만성 피로, 우울감, 불안감 같은 정신적 스트레스도 텔로미어 단축 속도를 빠르게 한다. 반대로 항산화 성분과 염증 억제 성분을 충분히 섭취하는 사람들은 텔로미어 길이가 비교적 더 길게 유지된다는 경향을 보인다. 예를 들어 비타민 D, 오메가3, 폴리페놀, 레스베라트롤 같은 영양 성분들은 텔로미어 보호 효과가 있다는 연구 결과들이 축적되고 있다.

커즈와일이 텔로미어를 미래의학에서 가장 중요한 생명 지표 중 하나로 보았던 이유는, 인간의 생명 시간이 미래의학 기술이 도착하기 전까지 얼마나 버틸 수 있는지를 예측하는 진정한 기준이 바로 텔로미어라고 생각했기 때문이다. 그는 생명연장 기술의 도착 이전까지 자신의 몸이 무너지지 않도록 하기 위해 텔로미어 유지에 뛰어난 효과가 있는 성분들을 체계적으로 조합하고, 자신의 혈액 데이터를 근거로 복용량을 조절했다. 이러한 전략은 단순히 젊음을 유지하기 위한 행동이 아니라, 미래의학 시대의 문이 열릴 때 그 문을 통과할 수 있는 신체적 조건을 확보하려는 매우 과학적이고 전략적인 선택이었다.

텔로미어는 지금도 인간의 노화 연구에서 가장 강력한 바이오마커로 인정받고 있으며, 앞으로는 개인의 건강 상태를 예측하거나 맞춤형 영양 전략을 설계하는 데 더욱 중요한 지표로 자리 잡을 것이다. 인간의 생물학적 시간은 고정된 것이 아니라 조절 가능하며, 텔로미어는 그 조절의 시작점이다.

1-2. 미토콘드리아
— 생명 에너지의 엔진이 약해질 때 찾아오는 세포적 피로

미토콘드리아는 생명 에너지를 생산하는 중심 기관으로, 우리 몸의 거의 모든 세포는 미토콘드리아가 만들어 내는 에너지에 의존한다. 생물학적 관점에서 인간이 '젊다' 혹은 '늙었다'라고 느끼는 대부분의 이유는 사실상 미토콘드리아 기능의 상태에 달려 있다고 해도 과언이 아니다. 미토콘드리아가 활발하게 에너지를 생산할 때 우리는 체력이 넘치고 집중력이 높으며 회복력이 뛰어나지만, 미토콘드리아의 활동성이 떨어지기 시작하면 노화의 신호는 매우 빠르게 드러나기 시작한다.

노화가 진행되면서 미토콘드리아는 여러 가지 이유로 손상된다. 활성산소가 증가하고, 대사 효율이 떨어지며, 유전자 변이가 누적된다. 이 과정에서 미토콘드리아는 점점 에너지 생산 능력을 잃고, 세포는 더 이상 정상적인 기능을 유지하기 어려워진다. 이 변화는 우리가 일상에서 아주 익숙한 방식으로 나타난다. 예를 들어 조금만 움직여도 피로감을 느끼거나, 예전과 달리 집중력이 쉽게 흐트러지고, 근육의 탄력이 떨어지며, 전반적인 삶의 에너지가 감소하는 느낌이 드는 경우가 대표적이다. 많은 사람들이 나이가 들면서 "기력이 떨어졌다"고 말하는데, 이는 대부분 미토콘드리아 기능저하가 본격화되었다는 신호와 맞닿아 있다.

나는 환자들의 혈액 검사를 보거나 피로 관련 증상을 듣는 순간, 미토콘드리아 기능의 저하가 어느 정도인지 빠르게 판단하게 된다. 특히 수술 환자들을 진료할 때, 미토콘드리아 기능이 높은 환자는 회복 속도가 놀랍도록 빠르고, 염증 반응도 적으며, 감염 위험도 낮은 반면, 기능이 저하된 환자들은 수술 후 통증이 오래가고 회복도 더 더디며, 염증 수치가 쉽게 올라가는 경우가 많다. 이는 세포의 에너지 생산이 곧 조직 회복력을 결정한다는 사실을 임상적으로 계속 확인하게 만드는 경험이다.

홍미로운 점은 미토콘드리아는 영양 전략을 통해 비교적 빠르게 반응한다는 것이다. 에너지 생산에 핵심적인 역할을 하는 코엔자임 Q10, 특히 활성형인 유비퀴놀은 미토콘드리아의 전자전달계를 강화하고 ATP 생산을 촉진한다. PQQ는 새로운 미토콘드리아 생성을 돕는 것으로 알려져 있으며, 알파리포산은 항산화 기능과 미토콘드리아 대사 개선 효과를 동시에 갖고 있다. 또한 마그네슘은 미토콘드리아 내부에서 수백 가지 대사 반응을 조절하는 데 필수적이며, 오메가3는 미토콘드리아 막의 안정성을 강화해 에너지 생산 효율을 높인다.

그리고 최근 가장 큰 주목을 받고 있는 것이 NAD 대사 경로이다. NAD는 모든 세포의 에너지 생산 과정에서 필수적으로 사용되는 물질이며, 나이가 들수록 NAD 수치는 급격히 감소한다. NAD가 떨어지면 미토콘드리아는 더 이상 충분히 기능할 수 없고, 세포 전체의 에너지 시스템이 붕괴되기 시작한다. NMN과 NR 같은 NAD 전구체는 NAD 수치를 회복시키며 미토콘드리아 기능을 다시 활성화시키는 역할을 하는데, 이 성분들은 최근 연구에서 노화 지연 효과가 있다는 사실이 확인되면서 전 세계적으로 큰 관심을 받고 있다.

커즈와일은 미토콘드리아 기능을 회복시키는 것이 노화 지연 전략에서 가장 핵심이라고 보았고, 그래서 그의 영양제 목록에서 미토콘드리아 관련 성분들이 가장 큰 비중을 차지한다. 그는 미토콘드리아 기능을 '생명 연장의 첫 번째 방어선'이라고 표현할 정도로 중요하게 보았으며, 실제로 그의 혈액 데이터에서도 미토콘드리아 대사 지표는 지속적으로 개선되는 경향을 보였다.

미토콘드리아 기능 강화는 단순한 피로 회복을 넘어, 노화를 늦추고 삶의 질을 높이며, 미래의학 시대에 도달하기 위해 반드시 필요한 생물학적 기반을 마련하는 과정이다. 에너지는 생명의 근원이기 때문에, 미토콘드리아를 되살리는 것은 곧 인간 생명 구조의 가장 깊은 층에서 노화를 되돌리는 작업과 같다고 할 수 있다.

1-3. 만성염증
― 보이지 않는 불이 몸 전체를 서서히 태울 때

염증은 원래 인체를 보호하기 위한 필수적인 방어 기전이다. 감염이나 손상이 발생하면 즉시 몸은 면역 세포를 동원해 문제를 해결하려 하고, 이 과정에서 염증 반응이 일어난다. 단기적인 염증은 오히려 생존에 필수적이며, 수천만 년 동안 인류가 생존할 수 있었던 가장 강력한 생물학적 무기였다. 그러나 문제는 현대인들에게서 이 염증이

제때 꺼지지 않는다는 데 있다. 염증 반응은 원래 장기적으로 지속되어서는 안 되지만, 현대인의 환경에서는 이 불씨가 몸속 곳곳에서 꺼지지 않고 은근히 타오르며 조용하게 조직을 파괴하고 생명 시스템을 약화시키는 방향으로 변질됐다.

이런 형식을 만성염증이라고 부르며, 이는 현대 노화 연구에서 가장 위험한 요소로 여겨진다. 만성염증은 마치 보이지 않는 불이 몸속 깊은 곳에서 천천히, 그러나 끊임없이 조직을 약하게 만드는 것과 같다. 환자들이 "요즘 이유 없이 몸이 무겁다"거나 "아무 이유 없이 피곤하다", "예전보다 병이 오래간다"고 말할 때, 그 밑바닥에는 대부분 만성염증이 자리하고 있다. 만성염증은 세포 기능을 떨어뜨리고, 혈관 건강을 손상시키며, 미토콘드리아의 에너지 생산을 방해하고, 장기 기능을 저하시킨다. 결국 이 변화는 노화를 촉진시키는 거대한 흐름을 만든다.

나는 진료 현장에서 만성염증이 몸을 어떻게 변화시키는지를 매일 목격한다. 예를 들어 동일한 수술을 받은 두 환자가 있다고 해도, 만성염증 수준이 높은 사람은 회복 속도가 훨씬 느리고, 염증이 잘 가라앉지 않으며, 조직 재생에 긴 시간이 필요하다. 반대로 염증 수준이 낮고 항산화 시스템이 잘 유지되는 사람은 수술 직후부터 회복 가속도가 빠르고 감염 위험도 낮다. 면역 기능, 회복력, 통증 민감도까지 만성염증은 몸의 거의 모든 지표를 좌우한다.

만성염증의 근원은 다양하다. 잘못된 식습관, 수면 부족, 스트레스, 환경 독성, 위장관 문제, 비만, 장내미생물 불균형 등 현대인의 일상은 염증을 촉발하는 요인으로 가득하다. 특히 장내미생물의 변화는 염증과 깊게 연결되어 있으며, 장내 유해균이 증가하거나 장벽이 약해지면 염증성 물질이 혈액으로 흘러 들어가 전신 염증을 유발한다. 노화가 진행될수록 이 염증 수준은 자연스럽게 상승하는 경향을 보이며, 이 과정을 염증성 노화라고 부른다.

만성염증을 낮추는 것은 노화를 늦추는 데 있어 가장 빠른 실질적 효과를 볼 수 있는 전략 중 하나다. 항염증 영양 전략은 이 분야에서 매우 중요한 역할을 한다. 오메가3는 가장 강력한 항염증 성분으로 알려져 있으며, 커큐민, 레스베라트롤, 쿼르세틴, 다양한 폴리페놀 계열의 물질들 역시 염증 경로를 억제해 몸의 부담을 크게 줄인다. 커즈와일이 항염증 성분을 매일 조합하여 섭취한 것도 바로 이 때문이다. 그는 염증을 '보이지 않는 노화의 가속 장치'라고 표현했고, 미래의학이 도달하기 전까지 자신의 몸을 최대한 보호하기 위해 염증 조절에 매우 적극적으로 투자했다.

1-4. 단백질 항상성 붕괴
— 신체 구조의 질서가 흐트러지는 순간

인간의 생명 활동은 단백질 위에서 이루어진다. 우리가 먹는 음식이 소화되어 체내에서 단백질로 전환되고, 이 단백질이 세포를 구성하며, 효소와 호르몬과 면역체계와 뇌 기능을 실현한다. 그러나 단백질이 항상 올바른 형태로 존재하는 것은 아니다. 단백질은 접힘 구조가 정확해야만 제 기능을 수행할 수 있으며, 이 접힘 과정이 잘못되거나, 잘못 접힌 단백질이 제거되지 않고 축적되면, 생명 시스템 전체가 혼란에 빠진다. 이 전체 과정을 단백질 항상성이라고 부르며, 이 균형이 무너지는 것을 단백질 항상성 붕괴라고 한다.

단백질 항상성 붕괴는 눈에 보이지 않아도 실질적으로 매우 큰 파괴력을 가진 노화 메커니즘이다. 잘못 접힌 단백질은 세포 내부에서 독성 물질처럼 작용하고, 세포 간 신호전달을 방해하며, 염증 반응을 일으킨다. 특히 뇌에서 이것은 치명적인 문제로 발전한다. 알츠하이머병, 파킨슨병 같은 신경퇴행성 질환은 잘못 접힌 단백질이 제거되지 않고 쌓이면서 신경세포 기능을 무너뜨리는 과정에서 시작된다. 즉 단백질 항상성 붕괴는 뇌 노화를 촉발하는 핵심 요인이다.

나는 임상에서 단백질 항상성 붕괴의 징후를 환자들의 다양한 모습으로 확인한다. 기억력이 예전만큼 유지되지 않거나, 이유 없는 사고력 저하가 느껴지거나, 집중력이 떨어지는 경우는 대부분 뇌 내부의 단백질 대사 과정에서 변형이 발생하기 시작한 시점이다. 눈에서도 이 변화는 나타난다. 백내장의 형성 역시 단백질 변성의 대표적인 사례이며, 망막에서도 단백질 대사 불균형은 염증과 산화 스트레스를 유발해 기능 저하를 가속화한다.

단백질 항상성 붕괴를 늦추기 위해서는 항산화 전략, 염증 감소 전략, 미토콘드리아 기능 강화 전략이 필수적이며, 이는 모두 영양전략과 깊게 연결된다. 단백질이 올바르게 대사되기 위해서는 비타민 B

군, 마그네슘, 아미노산 구성, 항산화 물질이 필요하다. 특히 폴리페놀 성분들은 단백질 변성을 늦추는 데 중요한 역할을 하며, 항염증 기능과 결합해 단백질 항상성을 보호하는 데 기여한다.

커즈와일은 단백질 항상성 유지에 대한 이해도가 매우 높았고, 그래서 그의 포뮬러에는 단백질 접힘 과정과 항산화 체계를 강화하는 성분들이 다수 포함된다. 그는 단백질 변성을 단순한 '나이 탓'으로 보지 않고, 노화가 가장 깊은 층에서 시작되는 지점이라고 판단했다. 미래 의학에서도 단백질 항상성은 핵심 연구 분야로 떠오르고 있으며, 단백질 접힘 과정에 개입하는 신약 연구는 현재도 빠르게 발전 중이다.

1-5. 유전체 불안정
— DNA라는 설계도가 흔들리는 순간

DNA는 인간 생명의 가장 근본적인 설계도다. 우리의 모든 기능, 모든 장기, 모든 생리적 반응은 DNA라는 거대한 정보체계 위에서 이루어진다. 그러나 DNA는 외부 환경과 내부 대사의 영향을 계속해서 받기 때문에 손상되기 쉽다. 자외선, 활성산소, 염증, 독성 물질, 수면 부족, 스트레스 등 수많은 요소들이 DNA에 작은 상처를 남긴다. 젊었을 때는 DNA 복구 시스템이 활발하게 작동하기 때문에 큰 문제가 되지 않지만, 나이가 들면서 이 복구 능력은 점차 약해지고, 복구되지 못한 작은 손상들이 쌓이며 유전체의 안정성은 서서히 무너진다.

DNA 손상은 노화의 가장 근본적인 이유 중 하나다. 세포는 DNA가 안정적일 때만 정상적으로 기능할 수 있으며, DNA 복구 능력이 약해지면 세포는 오류를 포함한 단백질을 만들어 내고, 염증 반응을 유발하며, 결국 기능 저하로 이어진다. 이 과정은 암, 면역력 저하, 장기 기능 저하 등 다양한 형태로 나타난다.

임상적으로 DNA 손상은 조직 회복 속도와도 깊게 연결되어 있다. 수술 후 회복이 느리거나, 감염에 자주 노출되거나, 피로가 쉽게 쌓이는 환자들을 보면 DNA 복구 능력이 떨어진 경우가 많다. 특히 만성 스트레스는 DNA 손상을 가속화하는 대표적인 요소이며, 이는 생물학적 나이가 실제 나이보다 빠르게 증가하는 대표적인 이유다.

DNA를 보호하는 데 있어 항산화 전략은 절대적으로 중요하다. 비타민 C, 비타민 E, NAC, 글루타티온, 코엔자임 Q10 같은 물질들은 DNA 손상에 대응하는 가장 강력한 항산화 물질로 알려져 있으며, 활성산소에 의해 발생하는 손상을 줄이는 중요한 역할을 한다. 최근에는 NAD 대사 경로가 DNA 복구 효율을 높일 수 있다는 연구가 나오면서, 이 분야는 미래의학에서 핵심 연구 영역으로 부상하고 있다.

커즈와일은 DNA 복구 시스템을 생명 연장의 두 번째 방어선으로 보았다. 그는 활성산소를 효율적으로 제거하고 DNA 손상 속도를 줄이기 위한 영양제 조합을 정교하게 설계했으며, 그 과정에서 자신의 혈액 데이터를 지속적으로 분석해 복구 시스템의 효율을 극대화하려 했다. 그는 DNA를 단순한 유전 요소가 아니라 조절 가능한 정보 시스템으로 보고, 이 시스템이 미래의학 기술이 도착하기 전까지 안정적으로 유지되도록 관리하는 것을 생명 전략의 핵심으로 삼았다.

DNA 안정성은 단순한 분자 수준의 문제가 아니라, 인간의 생명을 유지하는 가장 근본적인 언약과도 같다. 미래의학은 이 DNA 복구 시스템을 강화하는 기술을 빠르게 발전시키고 있으며, 유전자 치료와 재생의학 기술은 앞으로 DNA 안정성 유지라는 오래된 문제를 새로운 방식으로 해결할 수 있게 할 것이다.

1-6. 세포 노화
— 더 이상 분열할 수 없는 세포가 몸속에 남기는 흔적

노화라는 거대한 생물학적 흐름을 구성하는 기전 중 세포 노화는 가장 상징적이면서도 파괴적인 요소다. 세포 노화란 세포가 더 이상 분열할 수 없는 상태에 도달하는 것을 의미하는데, 이 상태의 세포는 단순히 기능을 멈춘 존재가 아니라, 주변 조직에 염증성 신호를 계속 방출하며 노화를 가속화하는 독특한 문제를 만들어 낸다. 즉, 세포 노화는 단순히 "세포가 늙었다"는 의미가 아니라, "세포가 생명 시스템 전체의 균형을 깨뜨리는 새로운 역할을 시작했다"는 뜻이기도 하다.

세포가 분열을 멈추는 과정에는 여러 가지 원인이 있다. 텔로미어 단축이 일정 수준 이하로 줄어들면 세포는 더 이상 분열하지 못한다. DNA 손상이 누적되거나 단백질 대사가 무너진 경우에도 세포는 스스로를 보호하기 위해 분열을 중단한다. 원래는 일시적으로 분열을 멈춰 손상을 복구해야 하지만, 노화된 시스템에서는 이 회복 메커니즘이 제대로 작동하지 않기 때문에 세포는 영구적으로 분열 능력을 잃게 된다.

문제는 이런 노화세포가 몸속에 축적된다는 데 있다. 젊을 때는 노화세포를 제거하는 시스템이 활발하게 작동한다. 하지만 나이가 들면서 이 제거 시스템은 약해지고, 노화세포는 점점 몸속에 쌓인다. 이 세포들은 주변 조직에 염증 신호를 보내고, 면역 세포를 자극하며, 주변의 건강한 세포까지 변성시키는 물질들을 생성한다. 결국 노화세포는 "노화를 전파하는 매개체"가 되며, 노화의 속도는 기하급수적으로 빨라진다.

임상 현장에서 보면, 세포 노화가 많이 진행된 환자들은 회복력이 급격히 떨어져 있다. 상처가 잘 낫지 않고, 수술 후 회복 속도가 느리며, 작은 감염에도 취약한 경우가 많다. 세포 노화는 눈에서도 분명하게 나타난다. 예를 들어 망막에서 노화세포가 증가하면 염증이 증가하고, 미세혈관 기능이 떨어지며, 시세포의 에너지 대사 능력이 약해진다. 이는 결국 황반 변성이나 망막 기능 저하로 이어질 수 있다.

미래의학에서는 이 노화세포를 제거하는 기술, 즉 세놀리틱 요법이 빠르게 발전하고 있다. 피세틴이나 쿼르세틴 같은 성분은 노화세포 제거 효과가 있다는 연구로 주목받고 있으며, 영양 전략의 일부로도 적용할 수 있다. 커즈와일 역시 세포 노화를 가장 위험한 노화 기전 중 하나로 보고, 항산화·항염증·미토콘드리아 회복 성분을 통해 노화세포의 축적을 최소화하려는 전략을 취했다. 그는 세포 노화를 단순한 "세포의 끝"이 아니라, "생명 시스템 전체의 균형을 무너뜨리는 신호"로 바라보았고, 그 균형을 유지하는 것이 미래의학 시대까지 살아남기 위한 핵심이라고 판단했다.

1-7. 장내미생물
— 보이지 않는 또 하나의 장기가 흔들릴 때

장내미생물은 인간의 몸속에서 가장 독특하면서도 강력한 biological ecosystem이다. 장 속에는 우리 몸의 세포 수보다 많은 미생물이 살고 있으며, 이 미생물들은 음식물 소화를 돕는 수준을 넘어 면역 기능, 염증 조절, 대사, 호르몬 분비, 심지어 정신 건강까지 광범위하게 관여한다. 장내미생물은 사실상 '보이지 않는 장기'라고 해도 무방하며, 인간은 이 장기를 자신의 의지와 무관하게 하루 종일 활용하고 있다.

그러나 장내미생물 생태계는 시간이 지날수록 변한다. 노화가 진행되면 장내 유익균의 다양성은 줄어들고, 염증성 물질을 생성하는 유해균이 증가하는 경향을 보인다. 이런 변화는 장벽을 약화시키고, 장을 통해 염증성 분자들이 혈액으로 유입되는 '장 누수' 현상을 촉발한다. 장 누수는 만성염증의 출발점이고, 결국 전신의 노화를 가속화하는 주요 원인이 된다.

나는 임상적으로 장내미생물 변화가 환자들의 생활 전반에 어떤 영향을 미치는지 자주 목격한다. 어떤 환자는 특별한 질병 없이도 항상 피곤해하고, 또 어떤 환자는 이유 없는 피부 트러블이나 잦은 감기, 집중력 저하를 겪는다. 이런 문제들은 때때로 장내미생물의 불균형으로 설명될 수 있으며, 장 건강 회복만으로도 전신 증상이 놀랍도록 개선되는 경우가 많다.

장내미생물은 눈 건강에도 영향을 미친다. 장내 염증성 세균이 증가하면 전신염증이 증가하고, 이는 망막이나 시신경의 기능에도 악영향을 준다. 장 건강과 안과 질환의 연관성은 최근 더욱 많은 연구로 입증되고 있으며, 장내미생물 회복이 만성 안구건조증이나 노화성 안질환의 진행을 늦추는 데 도움을 줄 수 있다는 논문도 늘어나고 있다.

장내미생물의 균형을 회복하기 위해서는 프로바이오틱스와 프리바이오틱스, 식이섬유, 발효식품이 중요하며, 폴리페놀 성분들은 장내 유익균을 증가시키는 데 도움을 준다. 커즈와일이 프로바이오틱스를 꾸준히 섭취한 이유도 여기에 있다. 그는 장내미생물 생태계를 노화 지연 전략의 핵심 중 하나로 보았고, 장 건강이 회복되면 전신의 염증과 대사가 안정된다는 사실을 일찍부터 이해하고 있었다.

장내미생물의 변화는 노화의 거울이다. 이 미생물 생태계는 나이가 들면서 약해지며, 이는 인간 생명 시스템 전체의 안정성을 흔들어 놓는다. 미래의학에서는 장내미생물 조절 기술이 크게 발전할 것으로 예상되며, 개인 맞춤형 미생물 조성이나 장내미생물을 이용한 치료제가 등장할 가능성이 높다. 장은 단순한 소화기관이 아니라, 인간 노화를 결정짓는 또 하나의 생명 축이다.

1-8. 줄기세포 고갈
― 회복력의 마지막 보루가 무너지는 순간

줄기세포는 우리 몸의 회복력과 재생 능력을 담당하는 생명 시스템의 중심축이다. 줄기세포는 손상된 조직을 복구하고 새로운 세포를 만들어 내는 역할을 한다. 젊었을 때는 줄기세포가 활발하게 작동해 근육이 빨리 회복되고, 상처가 빠르게 아물며, 체력이 금세 복구된다. 그러나 나이가 들수록 줄기세포의 수는 줄어들고, 활동성도 떨어진다. 결국 이것은 인간의 회복력 자체가 저하된다는 뜻이며, 노화의 가장 치명적인 변화 중 하나다.

줄기세포의 고갈은 장기 기능 저하로 이어지고, 상처 회복 속도를 떨어뜨리며, 조직의 구조적 노화를 가속화한다. 예를 들어 근육량이 줄어드는 근감소증 역시 줄기세포와 깊게 관련되어 있으며, 피부의 탄력이 떨어지거나 상처가 잘 아물지 않는 것도 줄기세포 감소와 연관이 있다. 안과 분야에서도 줄기세포 기능은 매우 중요하다. 각막의 재생, 망막 조직의 회복, 시세포의 유지 모두 줄기세포의 건강과 연결되어 있으며, 줄기세포 기능이 약해지면 시기능 저하가 더욱 가파르게 진행된다.

미래의학에서는 줄기세포 치료가 노화 지연과 질병 치료에서 핵심 기술로 자리 잡고 있다. 이미 여러 줄기세포 치료제가 개발되고 있으며, 자기 유래 줄기세포를 이용해 조직을 재생하거나 노화된 장기를 젊게 만드는 시도도 이루어지고 있다. 이 기술은 앞으로 더 발전해 인간 노화 연구의 중심축이 될 가능성이 높다.

흥미로운 점은 영양 전략이 줄기세포 기능과도 연결된다는 사실이다. 스퍼미딘, 폴리페놀, 비타민 D 같은 성분들은 줄기세포 기능을 간접적으로 향상시키며, 줄기세포 활성을 유지하는 데 도움을 준다는 연구들이 증가하고 있다. 커즈와일이 스퍼미딘을 꾸준히 섭취한 이유도 바로 이 점 때문이다. 그는 줄기세포 고갈을 노화의 가장 깊은 층위로 판단하고, 그 층위를 적극적으로 보호하기 위해 다양한 영양 성분을 활용했다.

줄기세포는 인간 회복력의 마지막 보루이다. 이 수치가 떨어지기 시작하면 노화는 본격적으로 눈에 보이는 형태로 나타나고, 몸은 젊은 시기의 회복 속도를 따라갈 수 없게 된다. 미래의학 시대에 생명연장을 실현하기 위해서는 줄기세포 기능을 가능한 한 오래 유지하는 것이 핵심이며, 이를 위해 영양 전략은 가장 현실적인 도구다.

1-9. 대사 불균형
— 생명 시스템의 엔진이 흐트러지는 순간

대사는 인간 생명 활동의 중심 축이다. 우리가 먹는 모든 음식, 마시는 물, 들이마시는 공기, 움직이는 몸, 생각하는 뇌, 이 모든 과정은 대사라는 에너지 흐름을 통해 유지된다. 대사는 생명을 작동시키는 보이지 않는 엔진이며, 이 엔진이 부드럽게 돌아갈 때 인간은 젊음이라는 자원을 가장 효율적으로 사용할 수 있다. 그러나 나이가 들면서 이 대사 시스템은 점점 무거워지고, 효율이 떨어지고, 과거와 같은 속도로 작동하지 못하게 된다. 이것이 바로 대사 노화이며, 다른 노화 메커니즘을 촉발하고 강화하는 가장 근본적인 변화 중 하나다.

대사 불균형은 현대 사회에서 매우 흔하게 나타나며, 대부분의 사람들은 이 변화를 "체중 증가"나 "피로감" 같은 표면적인 증상으로만 인식한다. 하지만 실제로는 인슐린 저항성, 간의 지방 축적, 근육 감소, 호르몬 분비 감소, 염증 증가, 미토콘드리아 기능 저하 등 수많은 생물학적 변수가 연속적으로 변질되는 과정이다. 이 흐름은 단순한 생활 습관의 문제를 넘어 노화의 가장 본질적인 신호이자, 나이가 들수록 회복이 어려운 생물학적 구조의 변화다.

임상에서 보면 대사 불균형은 환자의 거의 모든 면에서 나타난다. 혈당 조절이 어려워지고, 간 수치가 비정상적으로 변하며, 근육 회복에 시간이 더 오래 걸린다. 특히 스트레스가 많은 직업적 환경에서 생활하는 사람들은 젊은 나이임에도 불구하고 대사 노화가 조기에 나타나는 경우가 많다. 시기능 역시 대사와 매우 밀접하게 연결되어 있어, 혈당 변동이 심한 환자들은 망막 기능 저하가 빨리 진행되거나 안구의 대사 상태가 불안정해지는 경향이 있다. 결국 대사는 단순한 체중이나 식습관의 문제가 아니라, 생명 활동 전체를 지탱하는 기반이다.

미래의학 연구는 대사 불균형을 노화 지연의 핵심 타깃으로 삼는다. 단백질 섭취 패턴, 간헐적 단식, 적정 열량 유지, 미토콘드리아 회복, 항염증 영양 전략 등은 모두 대사 기능을 재정렬하는 데 중요한 역할을 한다. 커즈와일 역시 대사를 '노화와 장수 전략의 중심축'으로 보았으며, 그의 포뮬러에는 대사 기능을 최적화하기 위한 성분들이 매우 세심하게 조합되어 있다. 알파리포산, 마그네슘, PQQ, 레스베라트롤, 오메가3 등의 성분은 대사 시스템을 안정시키고, 인슐린 감수성을 회복시키며, 에너지 효율을 높이기 위한 생명공학적 도구로서 활용된다.

대사 불균형을 바로잡는다는 것은 인간 생명 시스템 전체의 톱니바퀴가 다시 균형을 회복하도록 돕는 일이며, 이는 단순한 건강 차원을 넘어 노화를 늦추고, 미래의학 기술이 도착할 때까지 생명 시간을 확장하기 위한 가장 현실적인 전략이다.

1-10. 아홉 축의 연결성
— 하나가 흔들리면 모두가 흔들린다

지금까지 살펴본 아홉 가지 노화 메커니즘은 각각 독립적으로 존재하는 것처럼 보이지만, 실제로는 서로 깊이 얽혀 있다. 텔로미어가 줄어들면 세포 노화가 촉발되고, 세포 노화가 증가하면 염증이 높아지며, 만성염증이 높아지면 미토콘드리아 기능이 떨어지고, 미토콘드리아 기능 저하는 대사 불균형을 만들며, 대사 불균형은 DNA 손상을 가속화하고, 단백질 항상성 붕괴로 이어지며, 장내미생물 생태계의 혼란까지 만들어 낸다. 결국 아홉 가지 축은 하나의 거대한 생명 네트워크를 구성하고 있으며, 이 네트워크의 어느 부분에서든 균열이 생기면 전체 시스템의 균형이 서서히 무너지기 시작한다.

나는 진료실에서 환자들의 문제를 분석할 때, 언제나 이 아홉 가지 축의 연결성을 염두에 둔다. 예를 들어 단순히 피곤하다고 말하는 환자에게도 미토콘드리아 기능, 염증 수준, 대사 상태, 수면의 질, 장내 미생물의 변화 등 여러 가지 생물학적 층위를 동시에 살펴본다. 과학이 밝혀낸 노화의 구조는 단순하지 않지만, 오히려 그 때문에 개입할 수 있는 지점은 다양하다. 한 축을 개선하면 다른 축들도 함께 안정되는 경우가 많고, 이것이 바로 영양 전략이 미래의학에서 중요한 역할을 하는 이유다.

노화는 한 지점에서 시작되어 다른 지점으로 전파되는 생명 시스템의 파동이며, 이 파동을 이해하는 순간 인간의 생물학적 시간을 다루는 새로운 관점이 열린다. 아홉 가지 축은 인간의 몸이 시간이 지나며 어떤 방식으로 변형되는지 설명해 주는 지도이자, 미래의학 시대에 어떤 방식으로 개입할 수 있는지를 알려 주는 기술적 언어화라고 할 수 있다.

1-11. 미래의학은 이 아홉 축을 어떻게 바꿀 것인가

다가오는 미래의학 시대에서 이 아홉 가지 노화 메커니즘은 직접적인 개입의 대상이 될 것이다. 텔로미어를 늘리는 기술, 미토콘드리아를 재생하는 약물, 만성염증을 근본적으로 낮추는 면역 치료, 단백질 변성을 방지하는 신약, DNA 복구 능력을 강화하는 유전자 요법, 노화 세포를 선택적으로 제거하는 세놀리틱 기술, 장내미생물 조성 자체를 바꾸는 치료제, 줄기세포 기능을 되살리는 재생의학, 대사를 청년형 패턴으로 되돌리는 메타볼릭 테라피까지, 현재 이미 수많은 연구들이 인간의 생명 시스템에 대한 직접적 개입을 준비하고 있다.

커즈와일이 말했던 미래의학 기술들은 더 이상 공상과학의 이야기가 아니다. 유전자 가위, 나노의학, AI 의료, 장기 재생 기술은 이미 임상 단계로 진입하고 있으며, 시간이 조금 더 흐르면 인간은 노화를 질병처럼 관리하거나, 생명 시간을 조절하는 전략을 일상에서 실현할 수 있게 될 것이다.

그러나 문제는 시간이 필요하다는 점이다. 미래의학이 완성되기까지는 분명 일정한 시간이 더 걸릴 것이며, 그 기술이 대중에게 도달하기까지는 또 다른 시간이 필요하다. 그렇다면 그 사이 인간은 무엇을 해야 할까? 어떻게 자신의 생명 시스템을 보호하며 미래의학 시대가 열릴 때까지 생물학적 시간을 버틸 것인가?

여기서 영양 전략이 등장한다. 영양제는 생명 시스템 전체를 재정비하는 데 있어 가장 안전하고, 가장 현실적이며, 일상적으로 활용 가능한 기술이다. 이는 아홉 가지 노화 축 각각에 개입할 수 있는 거의 유일한 도구이며, 미래의학 도착 이전에 자신의 생명 시간을 지키기 위한 가장 효과적인 방법이다.

1-12. 노화는 피할 수 없지만, 조절할 수는 있다

노화는 누구에게나 주어지는 자연의 흐름이며, 아직까지 그 흐름을 완전히 멈추는 방법은 존재하지 않는다. 그러나 노화를 구성하는 생물학적 축을 이해하고 그 축들에 적극적으로 개입할 수 있다면, 노화의 속도는 분명히 달라질 수 있다. 인간의 생물학적 시간은 고정된 것이 아니라 선택과 행동에 따라 바뀌는 조절 가능한 과정이며, 바로 이 사실이 미래의학 시대의 가장 중요한 출발점이다.

인간의 몸은 오랜 진화를 통해 만들어진 정교한 구조이며, 이 구조는 시간이 흐르면서 천천히 변형되지만, 결코 무력하게 무너지는 시스템이 아니다. 생명은 스스로를 회복하려는 힘을 가지고 있으며, 우리는 그 힘을 올바른 방향으로 이끌어 주는 선택을 통해 생명 시간을 확장할 수 있다. 텔로미어, 미토콘드리아, 염증, 대사, 장내미생물, 줄기세포, 단백질 대사라는 아홉 개의 축은 우리가 어떤 방향으로 나아가야 하는지를 알려 주는 생물학적 나침반이다.

그리고 이 나침반을 따라가는 가장 현실적인 방법이 바로 영양 전략이다. 작은 캡슐 하나가 우리를 미래의학 시대까지 이끌어 주는 다리가 될 수 있으며, 커즈와일이 보여 준 생명 전략은 그 가능성을 증명하고 있다. 미래의학이 인간의 생명을 다시 설계할 수 있는 시대가 열린다면, 영양 전략은 그 시대에 도달하기까지 우리를 보호하는 가장 중요한 기반이 될 것이다.

2장

영양제의 과학

분자 수준에서 젊음을 설계하다

2-1. 영양제는 왜 지금 시대에 다시 의미를 갖게 되었는가

우리가 지금 살아가는 시대는 인간의 생명과학이 비약적으로 발전하는 순간과 맞닿아 있다. 20세기 후반까지 영양제는 단순히 부족한 영양소를 채우기 위한 보조제 수준으로 취급되었고, 제대로 된 과학적 기반이 부족하다는 이유로 저평가되기도 했다. 그러나 지난 20년 동안 인간의 분자생물학, 유전체학, 세포생리학, 대사과학이 폭발적으로 발전하면서 영양제는 단순한 보조제를 넘어 미래의학 시대를 준비하는 가장 현실적이고 강력한 전략으로 자리매김하기 시작했다. 이제 영양제는 단순히 몸에 좋다는 모호한 개념이 아니라, 인간의 노화 메커니즘 각각에 정교하게 개입하는 과학적 도구이자 생명 시스템을 설계하는 하나의 기술로 변모하고 있다.

1장에서 다룬 아홉 가지 노화 메커니즘은 인간의 몸이 어떻게 늙어 가는지를 설명해 주는 생물학적 지도였다. 텔로미어 단축, 미토콘드리아 기능저하, 만성염증, 단백질 항상성 붕괴, DNA 손상, 세포 노화, 장내미생물 변화, 줄기세포 고갈, 대사 불균형이라는 거대한 아홉 개의 생명 축은 단순한 현상을 나열한 것이 아니라, 인간이 자신의 생물학적 시간을 어떻게 관리해야 하는지를 알려 주는 실질적인 지침이었다. 그리고 이 지침을 일상에서 활용할 수 있는 가장 현실적인 방법이 바로 영양 전략이다.

영양제가 미래의학적 기술과 연결되는 이유는 명확하다. 유전자 치료나 나노의학 같은 기술은 분명 미래에 도달할 혁명적 시술이지만, 아직 상용화까지는 시간이 필요하다. 반면 영양제는 바로 지금 이 순간부터 우리의 생명 시스템에 개입할 수 있으며, 아홉 가지 노화 축 가운데 여덟 가지 이상에 다양한 방식으로 영향을 줄 수 있는 도구다. 즉 영양제는 미래의학이 도착할 때까지 인간이 자신의 몸을 보호하고 재정비할 수 있는 '시간 확보 기술'이다. 미래의학을 기다리기 위해서는 생물학적 시간을 확보해야 하고, 영양제는 그 시간을 버티고 연장하기 위한 가장 안정적이고 검증된 수단이다.

영양제는 한때 과대광고나 부정확한 정보 때문에 신뢰를 잃기도 했지만, 현대 과학은 영양제가 단순히 비타민이나 미네랄 보충제가 아니라, 세포 내부의 대사 경로와 시그널링 경로에 직접적으로 개입하는 분자적 장치라는 사실을 명확히 밝혀냈다. 예를 들어 미토콘드리아 기능을 회복시키는 CoQ10이나 PQQ, 항염증 경로를 조절하는 오메가3나 커큐민, DNA 손상을 줄이는 항산화 물질들, NAD 대사 경로를 활성화하는 NMN이나 NR, 장내미생물 생태계를 조절하는 프로바이오틱스 등은 이제 과학적 근거가 명확하게 정리된 물질들이다. 이들은 각각 노화 메커니즘의 특정 파트를 정밀하게 겨냥하며, 인간의 생명 시스템을 하향 곡선에서 완만한 곡선으로, 완만한 곡선에서 안정된 곡선으로 바꾸는 데 기여한다.

나는 의료 현장에서 영양 전략의 힘을 수없이 경험해 왔다. 어떤 환자는 오랜 시간 만성피로에 시달렸지만 미토콘드리아를 강화하는 영양 전략을 도입한 지 몇 주 만에 몸의 활력이 달라졌고, 염증을 조절하는 영양 전략을 시작한 환자는 수년간 해결되지 않던 전신 불편감이 서서히 가라앉았다. 장내미생물을 회복시키자 피부 문제와 면역 기능이 놀라울 정도로 개선된 환자도 있었다. 영양제가 약보다 효과가 빠르다는 뜻은 아니지만, 영양은 약과 달리 생명 전체의 구조를 조용하게, 그러나 깊숙하게 바꾸는 힘을 가지고 있다.

이러한 이유로 영양제는 이제 단순한 선택이 아니라, 미래의학 시대를 살아가는 사람들에게 필수적인 생명 도구로 자리 잡고 있다. 영양제는 불완전한 점도 많고, 한계도 분명 존재한다. 그러나 그것은 영양제가 부족해서가 아니라, 인간의 생명 시스템이 너무나 복잡하기 때문이다. 그 복잡성을 조금이라도 이해하는 순간, 영양제는 미래의학이 도달하기 전까지 우리가 스스로를 지키기 위한 가장 합리적인 선택이라는 사실이 자연스럽게 드러난다.

커즈와일이 매일 100개의 영양제를 삼켰던 이유도 바로 여기에 있다. 그는 영양제를 단순한 보충제가 아니라, 미래의학 시대까지 살아남기 위한 하나의 엔지니어링 도구로 보았다. 그는 노화를 공학적 문제로 바라보고, 인간 생명 시스템의 약해지는 부분들을 정교하게 강화하는 방식으로 영양 전략을 설계했다. 그의 방식이 모든 사람에게 그대로 적용될 필요는 없지만, 그 철학은 미래의학 시대를 준비하는 데 있어 깊은 통찰을 제공한다. 영양제는 의학과 과학, 생명공학과 미래기술 사이에 놓인 '현실의 다리'이며, 이 다리가 미래의학이 도착할 때 우리를 그 지점까지 안전하게 이끌어 줄 것이다.

2장은 바로 이 지점에서 시작한다. 영양제가 왜 효과가 있는지, 어떤 방식으로 세포에 작용하는지, 왜 현대인은 영양 전략에 더 큰 관심을 가져야 하는지, 그리고 영양제가 노화의 각 단계에 어떻게 개입하는지를 과학적으로 설명할 것이다. 이 장은 영양제를 무조건적인 믿음이나 맹신이 아닌, 과학적 기반 위에서 이해하고 활용할 수 있게 해주는 지식의 지도이다. 영양제를 단순한 소비가 아니라, 미래의학으로 가기 위한 전략적 선택으로 재정의하는 일이 바로 2장의 목적이다.

2-2. 세포영양학의 탄생
— 영양이 '세포 수준의 기술'로 진화하기까지

영양이라는 개념은 오랫동안 단순했다. 사람들이 음식을 통해 영양소를 섭취하고, 그 영양소가 몸속에서 에너지로 전환되어 생명을 유지한다는 수준의 이해만 존재했다. 비타민의 발견, 미네랄의 역할 규명, 아미노산과 지방산의 기능 분석은 분명 중요한 지식이었지만, 이 모든 연구는 인간을 하나의 큰 생물학적 개체로 바라보는 선에서 이루어졌다. 다시 말해, 영양은 '사람이 먹는 것'과 '몸이 필요로 하는 것' 사이를 연결하는 단순한 다리 정도의 의미였다.

그러나 분자생물학과 유전체학이 발전하기 시작하면서 영양에 대한 관점은 근본적으로 달라졌다. 영양은 단순히 음식에서 얻는 자원이 아니라, 세포 내부의 정교한 회로에 직접 개입하는 변수라는 사실이 드러난 것이다. 영양소 하나가 세포막에서 어떤 경로로 흡수되고,

미토콘드리아에서 어떤 효소 반응을 거쳐 에너지로 전환되며, DNA
의 메틸화 패턴에 어떤 영향을 주는지까지 파악할 수 있게 되면서, 영
양학은 완전히 새로운 단계로 진입했다.

이 새로운 패러다임이 바로 세포영양학(Cellular Nutrition)이다.

세포영양학은 영양을 인간이라는 거대한 집합체 수준에서 이해하
는 것이 아니라, 세포 하나하나의 관점에서 영양을 바라보는 학문이
다. 이 관점에서는 영양소는 단순한 보조제가 아니라, 세포 내부의 수
백 가지 대사 반응에 직접적으로 관여하는 '분자적 신호'다. 즉 영양은
세포의 구조적 안정성, 에너지 생산 능력, DNA 복구 속도, 단백질 접
힘 과정, 염증 반응, 미토콘드리아 수명까지 모두 조절하는 정교한 조
절자이며, 세포영양학은 이 조절 과정을 과학적으로 해석하려는 시
도다.

세포영양학은 1990년대 후반부터 조용히 발전하기 시작했지만, 본
격적인 확장은 2000년대 이후 분자생물학 기술이 폭발적으로 발전하
면서 이루어졌다. 세포는 더 이상 현미경 아래에서 관찰되는 단순한
생물학적 단위가 아니라, 수없이 많은 신호가 교차하고 반응하는 거
대한 공장으로 이해되기 시작했다. 세포 내부에는 수천 개의 효소, 수
백 개의 대사 경로, 복잡한 유전 정보, 미토콘드리아라는 에너지 발전
소까지 모두 존재하며, 이 거대한 공장이 원활하게 작동하기 위해서
는 특정 영양소들이 정해진 순서대로 들어와야 한다.

예를 들어 비타민 B군은 단순한 영양소가 아니다. 이들은 미토콘드
리아 내부에서 수십 가지 대사 반응을 가능하게 하는 '실행 신호'이며,

부족할 경우 에너지 생산 속도는 즉시 떨어진다. 마그네슘은 300가지 이상의 효소 반응에 직접 관여하는 필수 미네랄이며, 부족하면 세포막의 전기적 안정성이 깨지고 ATP 생성에도 문제가 생긴다. 오메가3 지방산은 단순히 염증을 낮추는 수준을 넘어, 세포막 유동성을 조절하고, 세포 신호 전달을 안정시키며, 세포면역 시스템의 반응성을 조절한다.

세포영양학이 중요한 이유는 이처럼 영양이 세포 내부에서 어떤 방식으로 작동하는지 구체적으로 설명해 주기 때문이다. 예전에는 '비타민 C는 감기에 도움이 된다' 정도의 단순한 설명이 일반적이었지만, 이제는 비타민 C가 세포 내 항산화 시스템 가운데 핵심인 글루타티온 회복 경로에 어떤 방식으로 관여하는지, DNA 손상을 복구하는 특정 효소의 활성에 어떻게 기여하는지까지 명확히 이해할 수 있다. 영양은 이제 단순한 문장으로 설명할 수 있는 분야가 아니라, 세포 내부의 정밀한 공학적 과정과 직접 연결되는 과학의 한 축이다.

커즈와일이 영양제를 공학적 관점에서 바라본 것도 바로 이 세포영양학의 관점 때문이다. 그는 영양제를 단순히 '몸에 좋으니까 먹는 것'이 아니라, 세포를 구성하는 분자들의 흐름을 재배치하고 조절하는 도구로 이해했다. 예를 들어 미토콘드리아 기능이 떨어지는 것을 단순한 노화 현상으로 보지 않고, "미토콘드리아의 전자전달계 1번과 2번 복합체 사이에서 발생하는 효율 저하"라는 분자 수준의 현상으로 해석했다. 그리고 이 지점에 CoQ10, PQQ, 마그네슘 같은 성분이 들어가면 그 효율이 개선된다는 사실을 과학적 근거에 따라 이해했다.

이것이 바로 세포영양학적 관점이며, 현대의 영양 전략이 의학적 중요성을 얻기 시작한 이유다.

세포영양학은 미래의학과 깊게 연결되어 있다. 유전자 치료, 재생의학, 나노의학 같은 최첨단 기술도 결국 세포 단위에서 작용한다. 그 기술의 효과를 극대화하기 위해서는 세포 내부 구조가 최적의 상태여야 한다. 즉 미래의학 기술이 도착하더라도, 세포 건강이 나빠져 있다면 그 효과는 극적으로 떨어진다. 이 때문에 미래의학 시대에는 세포영양학이 더욱 중요하게 자리 잡을 것이다. 영양은 첨단 기술이 도착하기 전뿐만 아니라, 기술이 도착한 이후에도 필수적인 기반 역할을 하게 된다.

2-3. 분자생물학이 밝혀낸 영양의 본질
— 영양은 세포 내부의 신호다

분자생물학은 영양을 완전히 새롭게 해석하게 만든 학문이다. 우리가 먹는 영양소 하나하나가 단순히 혈액으로 흘러 들어가는 것이 아니라, 세포막을 통과하는 순간 '신호'로 변한다는 사실이 밝혀졌다. 이 신호는 세포 내부에서 특정 효소의 스위치를 켜고 끄며, 분자 경로의 흐름을 바꾸고, DNA의 행동 방식까지 조절한다.

영양은 이제 더 이상 '영양분'이 아니라, 세포 내부 회로를 조절하는 분자적 정보다.

예를 들어 레스베라트롤은 항산화 물질이 아니라 SIRT1이라는 장수 유전자를 활성화하는 신호 분자이며, 커큐민은 NF-κB라는 염증 경로의 활성화를 억제하는 조절자이다. 오메가3 지방산은 세포막의 지방 구성 비율을 바꾸어 염증성 경로를 차단하는 신호로 작용한다. NMN은 단순한 대사 보조제가 아니라 NAD 생합성 경로를 복구하는 분자적 지시이며, 이는 DNA 복구 효소인 PARP의 작동 능력까지 강화한다.

즉, 영양은 단순히 "몸에 좋은 무엇을 채우는 과정"이 아니라, 세포 내부의 분자 신호를 바꾸어 생명 시스템 전체의 패턴을 다시 쓰는 과정이다.

이 변화는 단순한 비유가 아니라 생화학적, 유전학적 사실이다.

이제 과학자들은 영양이 세포 신호에 어떻게 반응하는지를 실시간으로 추적할 수 있고, 특정 영양 성분이 어떤 유전자 발현을 증가시키고 억제하는지도 분석할 수 있다. 이 과정에서 영양은 막연한 개념이 아니라, 정확히 측정되고 예측 가능한 생명공학적 변수가 되었다.

그리고 우리는 이 변화를 책 속에서만 보는 것이 아니라, 삶 속에서 실제로 체감할 수 있다. 피로가 줄어든다거나, 집중력이 좋아진다거나, 수면의 질이 향상된다거나, 면역력이 안정된다거나 하는 일상적 변화는 모두 세포 내부에서 일어난 복잡한 신호 변화의 결과이다. 이러한 변화는 시간이 지나면서 축적되어 결국 생물학적 나이의 차이로 나타난다.

2-4. 현대 영양학의 한계
─ '칼로리 중심 관점'이 놓쳐 버린 세포의 진실

오랫동안 영양학은 칼로리와 다섯 가지 영양소(탄수화물·단백질·지방·비타민·미네랄)를 중심으로 발전해 왔다. 이는 산업화 시대와 영양 결핍 시대에는 매우 효과적인 접근이었다. 사람들이 충분히 먹지 못하고 비타민 부족으로 고통받던 시절에는 어떤 음식을 얼마나 먹어야 하는지를 알려 주는 것만으로도 평균 수명을 획기적으로 늘릴 수 있었다. 그러나 현대 사회에서 이런 접근은 명백한 한계에 부딪힌다.

현대인은 칼로리가 부족한 시대에 살고 있지 않다. 오히려 칼로리는 과잉이며, 문제는 먹는 양이 아니라 세포가 그 칼로리를 어떻게 처리하지 못하고 방치하는가에 있다. 식품 산업의 발전, 정제된 탄수화물의 범람, 불규칙한 생활 패턴, 수면 부족, 스트레스의 만성화 등 현대인의 환경은 세포 내부 대사 경로를 쉽게 흔들어 놓는다. 그런데 기존 영양학은 여전히 칼로리 중심의 패러다임에서 크게 벗어나지 못한 채, 세포 수준에서 일어나는 복잡한 대사 흐름을 제대로 설명하지 못하고 있다.

예를 들어 인슐린 저항성 문제는 단순히 "당을 많이 먹어서 생기는 문제"가 아니다. 이는 미토콘드리아 기능 저하, 세포막 유동성 변화, 염증 경로 활성화, 장내미생물 불균형 등 다양한 요인이 동시에 얽혀 만들어지는 현상이다. 하지만 기존 영양학은 여전히 이 문제를 칼로리 과잉이나 단순 당 섭취 문제로만 축소해 설명한다. 이처럼 기존 영양학은 '전체 몸' 수준에서만 설명하려 하는 반면, 세포영양학은 노화와 질병의 중심을 '세포 내부'로 옮겨간다.

현대 영양학이 가진 또 하나의 한계는 영양제의 효과를 과소평가하거나, 때로는 과대평가한다는 양극성이다. 어떤 영양제는 단순한 보조제 수준에 불과하지만, 어떤 영양제는 세포 내부에서 매우 깊은 생화학적 변화를 일으킨다. 그러나 기존 영양학은 이런 차이를 구분하지 못하고 모든 영양제를 '효과가 없거나 미약한 보조제'로 묶어 버리기 쉽다. 반대로 대중 시장은 모든 영양제를 '만병통치'처럼 과장해 포장한다. 결국 현대 영양학은 영양제의 진짜 역할을 정확히 말해 주지 못하고, 사람들은 영양제의 진정한 가치를 알지 못한 채 혼란에 빠진다.

영양제의 효과를 이해하기 위해서는 영양이 세포 내부에서 어떤 신호를 바꾸는지를 알아야 한다. 기존 영양학은 이 부분을 거의 다루지 않는다. 그러나 분자생물학과 세포생리학은 이미 영양이 세포 기능을 어떻게 조정하는지 명확히 밝히고 있으며, 이 관점을 이해해야만 영양제가 '왜 어떤 사람에게는 효과가 있고, 어떤 사람에게는 제한적인지'를 설명할 수 있다. 영양제는 단순히 먹는다고 되는 문제가 아니라, 올바른 물질을 올바른 용량으로, 올바른 대사 경로에 맞게 넣어 주는 과학적 설계가 필요하다.

즉, 기존 영양학이 다루지 못한 영역을 해결하기 위해 세포영양학이 등장한 것이고, 그 두 학문의 간극을 메우는 도구가 바로 영양제다.

이것은 영양제를 맹신하라는 말이 아니다. 오히려 영양제를 맹신하지 않기 위해서라도, 우리는 현대 영양학이 놓치고 있는 깊은 층위의 과학을 이해해야 한다는 뜻이다.

2-5. 영양제는 정말 효과가 있는가?

"영양제가 정말로 효과가 있는가?"

이 질문은 수십 년간 반복되어 온 논쟁이자, 여전히 많은 사람들이 궁금해하는 핵심이다.

이 질문에 대한 답은 단순하지 않다.

예이기도 하고, 아니요이기도 하다.

정확히 말하면, "어떤 영양제는 효과가 있고, 어떤 영양제는 효과가 없으며, 어떤 영양제는 효과가 있지만 기존 영양학이 측정할 수 없을 만큼 깊은 수준에서 작용한다."

분명한 사실은 하나다. 영양제의 가치는 과학적 근거의 깊이에 따라 극명하게 나뉜다.

일부 영양제는 분명 효과가 없다. 그러나 어떤 영양제는 세포 기능을 실제로 되살리고, 노화 메커니즘에 깊이 개입하며, 임상적으로 의미 있는 변화를 만든다.

예를 들어

- 오메가3는 단순한 지방산이 아니라 염증 반응의 스위치를 직접 조절하는 생리활성 물질이다.
- CoQ10은 미토콘드리아의 전자전달계를 활성화시켜 ATP 생산량을 실제로 증가시킨다.
- NMN·NR은 NAD 대사 경로를 회복시키며 DNA 복구와 에너지 대사 속도를 상승시킨다.
- 프로바이오틱스는 장내미생물 생태계를 바꾸어 면역·대사·정신 건강까지 영향을 준다.
- 커큐민·레스베라트롤은 염증성 유전자 네트워크를 억제하며 장수 관련 유전자를 활성화한다.
- 스퍼미딘은 오토파지(세포 청소 시스템)를 활성화해 노화세포 축적을 늦춘다.

이런 물질들은 임상 연구와 기초 과학 연구에서 반복적으로 효과가 확인된 성분들이다. 즉, 영양제라는 단어 아래에 매우 다른 물질들이 섞여 있으며, 이들을 하나로 묶어 평가하는 것은 과학적으로 무의미하다.

나는 임상에서 영양제의 효과를 실제로 본다. 만성피로 환자가 미토콘드리아 기능 강화 전략을 적용한 뒤 삶이 달라지는 모습, 수년간 지속된 염증이 항염증 영양 조합으로 안정되는 모습, 장내미생물 조절이 감정 안정과 피부 개선까지 가져오는 사례는 이제 드문 일이 아니다.

물론 모든 영양제가 모든 사람에게 효과적이지 않다. 그러나 영양제가 효과가 없다는 주장은 과학의 흐름을 제대로 따라가지 못한 오래된 시각이다. 반대로 영양제가 모든 것을 해결한다는 주장도 과학적이지 않다. 과학이 말하는 진실은 그 사이 어딘가에 있다. 영양제는 만병통치약이 아니라, 세포 기능을 최적화하는 분자적 조정 장치이며, 노화를 구성하는 아홉 가지 메커니즘에 가장 현실적으로 개입할 수 있는 기술이다.

그리고 이 기술이 미래의학과 결합할 때 인간은 처음으로 "노화를 관리할 수 있는 존재"가 된다.

2-6. 영양제는 더 이상 음식이 아니라, '생명을 설계하는 언어'다

영양제에 대한 논쟁은 오랫동안 반복되어 왔다.

누군가는 "영양제는 아무 의미 없다"고 말하고, 또 다른 누군가는 "영양제가 모든 것을 바꾼다"고 말한다. 그러나 이 두 입장은 모두 지나치게 단순하다.

과학은 세상을 흑백으로 나누지 않는다. 과학은 언제나 복잡하고 입체적이며, 그 복잡함 속에서 의미 있는 변수를 발견하는 학문이다. 영양제는 좋은 것도, 나쁜 것도 아니다.

정확히 말해 영양제는 도구이며, 그 도구를 어떤 방식으로 사용할지 결정하는 것은 우리의 지식과 선택이다.

세포영양학이 밝혀낸 사실은 명확하다.

우리가 섭취하는 영양소는 세포 내부의 특정 신호를 바꾸며, 그 신호 변화는 노화의 속도와 생명 시스템의 안정성까지 바꿀 수 있다. 영양은 더 이상 '음식에서 얻는 성분'이 아니다. 영양은 세포의 언어이자 생명을 설계하는 정보다. 인간은 그 정보를 선택하고 조합함으로써 자신의 생물학적 패턴을 스스로 조정할 수 있는 존재가 되었다.

우리는 이제 "어떤 음식을 먹을 것인가?"를 고민하는 시대를 넘어, "어떤 생명 신호를 내 몸에 보낼 것인가?"를 고민하는 시대에 돌입하고 있다.

2-7. 영양제는 약이 아니다.
　　그러나 약보다 깊은 곳에 도달한다

영양제가 약보다 강력하거나 빠른 효과를 내지는 않는다.

약은 최종 병리 과정에 직접 개입하는 강력한 도구고, 영양제는 생명 시스템의 기반을 조정하는 장기 전략이기 때문이다. 그러나 바로 그렇기 때문에 영양제는 약이 도달하지 못하는 곳까지 도달한다. 약은 결과를 치료한다. 영양은 원인을 다룬다. 약은 병을 멈춘다. 영양은 세포를 바꾼다. 약은 위기 상황에서 필요하다. 영양은 그 위기 자체를 줄인다. 영양제의 가치는 바로 여기에 있다. 그것은 질병을 고치는 도구가 아니라, 생명 시스템을 최적화하는 도구이며, 인간이 미래의학 시대에 도달하기 위해 자신의 몸을 준비시키는 가장 안전하고 가장 현실적인 기술이다.

2-8. 미래의학 시대를 준비하는 첫 번째 기술은 거창한 것이 아니다

유전자 치료, 나노로봇, 장기 재생, AI 기반 정밀의학….

이 모든 기술은 분명 인류의 미래를 바꿀 것이다. 그러나 이 기술들이 대중에게 도달하기까지는 아직 시간이 필요하고, 그 기술들이 최고의 효과를 발휘하기 위해서는 기본적인 생명 시스템이 건강하게 유지되어야 한다.

미래의학을 기다리는 일은 그저 '언젠가 좋은 기술이 나오기를 바라는 일'이 아니다.

미래의학 시대를 준비한다는 것은 그 기술이 도착했을 때 그 혜택을 온전히 누릴 수 있는 몸을 만들어 가는 과정이다. 영양 전략은 바로 그 준비 작업이다.

노화의 속도를 늦추고, 세포 기능을 유지하고, 대사를 안정시키며, 염증을 줄이고, DNA를 보호하고, 장내미생물을 조절하는 일은 결코 거창한 기술을 필요로 하지 않는다. 그 시작은 작은 캡슐 하나일 때도 있다.

2-9. 영양제는 '삶의 의지'가 아니라, '미래를 준비하는 지능'이다

영양제를 먹는 사람은 종종 "건강 걱정이 많은 사람"이라는 인식을 받기도 하고, "유난스럽다"는 평가를 받기도 한다. 그러나 영양 전략을 올바르게 이해하는 사람은 그 선택이 단순한 건강 염려가 아니라 자신의 생명을 설계하는 적극적인 행동임을 안다.

영양제는 믿음이 아니라 과학이고, 습관이 아니라 전략이며, 과잉이 아니라 미래에 대한 합리적 준비이다.

우리는 누구나 시간이 지나면 늙는다. 그러나 모든 사람이 같은 방식으로 늙는 것은 아니다. 누군가는 70대에도 놀라울 만큼 회복력이 유지되고, 누군가는 40대에도 이미 생물학적 나이가 크게 증가한다. 이 차이는 운이 아니라 구조다. 그리고 그 구조는 선택할 수 있다. 영양 전략은 인간이 자신의 생물학적 운명을 단순히 받아들이는 존재에서 직접 설계하는 존재로 나아가기 위한 첫 번째 기술이다.

3장

레이 커즈와일의 장수 전략

왜 그는 100알을 먹는가

3-1. 왜 커즈와일은 매일 100알을 먹는가
— 생명 연장을 설계한 공학자의 사고방식

레이 커즈와일(Ray Kurzweil)은 노화를 단순히 나이가 들어감에 따라 자연스럽게 발생하는 생리적 쇠퇴로 바라보지 않고, 인간의 생명 시스템에서 복잡하게 얽혀 있는 세포와 분자의 회로가 시간이 흐르면서 서서히 효율을 잃고 오류가 축적되는 하나의 공학적 문제로 이해했기 때문에, 그는 의사나 생물학자보다도 훨씬 선형적이고 구조적인 방식으로 노화를 분석하며, 그 분석을 바탕으로 자신이 통제할 수 있는 모든 생물학적 변수를 최대로 조절하려는 시도를 이어 왔다. 이런 사고방식 속에서 영양제는 결코 보조적 요소가 아니라 생명 시스템의 성능을 유지하고, 기능 저하를 늦추며, 시간에 따른 손상을 최소화하는 하나의 기술적 장치로 여겨졌고, 바로 그렇기 때문에 그는 매일 100알이라는 극단적인 양의 영양제를 섭취하는 선택을 삶의 중요한 전략으로 삼게 되었다.

많은 사람들은 커즈와일의 영양제 섭취량을 들으면 당혹감을 느끼거나 과하다고 말하지만, 이는 영양제를 여전히 음식의 연장선 혹은 부족분을 보충하는 간단한 도구 정도로 이해하는 오래된 관점에서 비롯된 오해일 뿐이며, 커즈와일이 바라본 영양제는 미토콘드리아의 전자전달계가 작동하는 속도, DNA가 손상되는 빈도, 염증 경로가 활성화되는 방식, 단백질이 접히는 과정의 안정성, 장내미생물 군집의 균형과 같은 미세한 분자 단계의 신호를 조절하는 고도의 생명공학적

인자로서 의미가 있었다. 그는 인체가 단순히 늙는 것이 아니라, 세포 수준에서 에너지 생성 능력과 복구 속도가 떨어지고, 이로 인해 생명 시스템 전체의 효율이 서서히 하락하는 일련의 공정이라고 보았고, 바로 이 공정을 조절하기 위해서는 단일 접근이 아니라 다층적이고 다중경로에 동시에 개입하는 전략이 필요하다고 판단했다.

커즈와일이 노화를 바라보는 관점은 매우 일관되어 있는데, 그는 노화를 하나의 질병이 아니라 복잡하게 얽힌 시스템 장애라고 여겼고, 시스템 장애는 적절한 개입이 이루어진다면 늦출 수 있거나 되돌릴 수 있다고 믿었으며, 이 믿음은 낙관적인 희망이 아니라 수십 년간 인류가 축적해 온 분자생물학적 데이터와 유전체 연구 및 미토콘드리아 생리학 연구를 토대로 한 계산된 판단이었다. 이러한 관점에서 보면 그의 영양 전략은 과하거나 엉뚱한 것이 아니라, 오히려 생명 시스템을 해체하고 재배열하는 방식으로 사고하는 공학자의 태도에서 자연스럽게 도출된 결과이며, 100알이라는 숫자 자체는 감정적 결정이 아니라 필요한 조절 지점의 개수에 기반한 분석의 결과물이었다.

커즈와일의 영양 전략은 결국 하나의 목표로 수렴하는데, 그것은 현재의 생물학적 시간이 허용하는 범위 안에서 가능한 한 많은 분자 경로를 최적화함으로써 미래에 도달할 생명연장 기술을 최대한 활용할 수 있도록 자신의 몸을 '미래 기술과 호환 가능한 상태'로 유지하는 일이며, 그는 이 목표를 생명공학적 신념이 아니라 현실적인 전략으로 받아들였다. 그가 말하는 특이점의 도래, 즉 인공지능과 나노기술 그리고 재생의학이 인간 생명 시스템을 근본적으로 확장할 수 있는 시점이 온다고 믿는 그 미래는 단순한 철학이 아니라, 지금도 기하급수적으로 발전하고 있는 기술의 흐름을 정량적으로 추적한 결과였다. 그렇기 때문에 그는 미래기술이 준비될 때까지 자신의 몸이 무너지지 않도록 가능한 모든 수단을 동원해 생물학적 시간을 지연시키려 했고, 그 과정에서 영양제는 당장 사용할 수 있는 가장 강력한 개입 도구가 되었다.

그는 영양제를 맹신하거나 기적처럼 여기지 않았고, 오히려 매년 수십 가지 혈액·호르몬·대사·염증 마커를 정밀하게 측정하면서 자신에게 필요한 성분과 용량을 계속 재조정하는 엄격한 실험적 태도를 유지했으며, 이 점에서 보면 그의 100알 전략은 무모한 시도가 아니라 반복되는 관찰과 데이터 분석을 통해 진화한 자기 맞춤형 생명공학 프로토콜이라고 할 수 있다. 커즈와일에게 영양제는 건강을 유지하는 작은 보조제가 아니라, 세포 기능을 유지하고 노화의 속도를 늦추며 생명 시스템 전체의 구조적 안정성을 확보하기 위한 공학적 유지보수 과정이었고, 그 유지보수는 미래의학이 도착하는 순간을 대비하기 위한 현실적인 다리의 역할을 했다.

결국 커즈와일은 100알의 영양제를 먹고 있는 것이 아니라, 자신이 상상하는 미래에 도달하기 위해 생명 시간을 계산적으로 재구성하고 있었고, 그 과정을 통해 그는 인간이 스스로의 생명 구조를 설계할 수 있는 가능성을 최초로 실천한 인물 중 하나가 되었다. 그의 극단적인 전략은 단순한 건강 관리가 아니라, 인간이 미래의 기술 변곡점까지 살아남기 위해 생물학적 시간을 스스로 조절할 수 있다는 사실을 전

세계에 보여 주는 하나의 실험이었으며, 이 실험은 지금도 계속 진행 중이다.

3-2. 25년간의 자기실험

레이 커즈와일의 장수 전략은 어느 날 갑자기 만들어진 즉흥적 발상이나 단순한 호기심의 산물이 아니라, 지난 25년 동안 그가 꾸준히 자신의 몸을 실험실처럼 다루며 축적한 자기 데이터의 결과물인데, 그는 자신을 연구의 대상이자 실험의 장으로 삼아 세포 기능과 대사 패턴, 염증의 방향성과 DNA 손상 정도, 미토콘드리아의 에너지 효율과 호르몬의 변화까지 가능한 모든 시스템 변수를 장기간에 걸쳐 추적했고, 그 과정 자체가 하나의 장기적 과학 프로젝트처럼 작동했다. 많은 사람들이 그의 영양 전략을 과장된 신념이나 특이한 성향의 산물로 오해하지만, 진실은 그 정반대로 그는 극도로 분석적이며 오히려 일반 연구자보다 훨씬 더 엄격한 방식으로 자신을 관찰해 왔고, 이 장기 실험을 통해 얻어진 수치는 어느 개인을 넘어 하나의 생물학적 모델로서 가치가 있는 자료가 되었다.

그가 자기실험을 시작한 것은 1990년대 중후반으로, 당시 커즈와일은 이미 하버드 의과대학 출신의 영양·대사 전문가 테리 그로스먼 박사와 협업을 시작했는데, 두 사람은 인간의 수명 연장을 위한 최적의 개입 지점을 찾기 위해 커즈와일의 혈액, 소변, 호르몬, 염증, 미네랄

밸런스, 항산화 지표를 모두 정기적으로 분석했고, 이 분석은 단발성 검사가 아니라 매년 반복되는 거대한 모니터링 체계로 발전했다. 이 모니터링은 시간이 흐르면서 점점 더 정교해져, 결국 커즈와일은 자신만의 "생물학적 대시보드"를 구축하는 단계에 이르렀고, 이 대시보드는 자동차의 계기판처럼 그의 신체가 어떤 상태에 있고 어떤 수정이 필요한지를 정확히 알려 주는 지표의 집합이 되었다.

커즈와일의 자기실험은 단순히 혈액 검사를 반복하는 수준이 아니라, 그의 몸이 어떤 음식을 먹었을 때 어떤 생화학적 반응이 일어나는지, 특정 영양제가 미토콘드리아의 효율에 어떤 변화를 만드는지, 항산화 전략이 DNA 손상 빈도에 어떤 영향을 미치는지, 운동량 증가가 염증 경로를 어떻게 변화시키는지 등을 실시간으로 분석하고 기록하는 방식으로 이루어졌는데, 이 과정에서 그는 일반 의학 연구에서는 거의 다루지 않는 "연속적 변수 변화"를 관찰했고, 이 데이터들은 결국 영양·유전자·대사·세포 손상이라는 네 가지 축을 중심으로 그의 건강 전략을 정밀하게 튜닝하는 데 사용되었다.

특히 인상적인 부분은 커즈와일이 자신의 건강 데이터를 단순한 수치로 보지 않고, 마치 알고리즘처럼 구조화하여 다루는 독특한 방식인데, 그는 혈당이 특정 범위에서 벗어나면 그 수치를 단순히 낮추려 하지 않고, 그 변화가 미토콘드리아 ATP 생성 경로의 어느 지점에서 발생한 오류인지를 먼저 파악하려 했으며, 염증 수치가 상승하면 항염증 약물을 임의로 먹는 것이 아니라 염증성 사이토카인이 어떤 경로를 통해 증가했는지를 추적한 후, 그 경로에 개입할 수 있는 영양 신호를 선택하는 방식으로 접근했다. 이런 점에서 그의 자기실험은 약을 먹어 증상을 낮추는 단순한 행동이 아니라, 생명 시스템을 하나의 공학적 장치로 보고 그 시스템에 적절한 신호를 입력하는 정교한 개입 작업이었다.

그의 자기실험이 10년을 넘기면서 더욱 흥미로운 변화가 나타났는데, 일반적으로 나이가 들수록 줄어드는 호르몬 레벨, 가속되는 산화 스트레스, 높아지는 염증, 감소하는 미토콘드리아 활성이 오히려 커즈와일에게서는 반대 방향의 변화를 보이기 시작했고, 실제로 그의 생물학적 나이는 여러 기관에서 측정한 결과 평균적으로 15~20년 이상 젊다는 평가를 받았다. 물론 이것이 노화가 완전히 되돌려졌다는 의미는 아니지만, 커즈와일이 세포 기능과 대사 효율을 장기적으로 안정시키는 데 성공했다는 점은 분명한 과학적 사실이며, 이 점은 현재 장수 연구의 흐름과도 일치한다.

커즈와일의 자기실험이 갖는 독특한 가치는 그가 특정 개입을 하고 난 뒤 어떤 변화가 발생하는지를 정성적 느낌이나 짧은 기간의 개선으로 판단하지 않고, 항상 장기 데이터의 패턴으로 해석했다는 점인데, 이는 단기적인 효과에 민감하게 반응해 잘못된 판단을 내리기 쉬운 일반 건강 관리 방식과 큰 차이를 보인다. 그는 특정 영양제가 일주일 동안 피로를 개선시켰다고 해서 그것을 곧바로 "효과적"이라고 평가하지 않았고, 최소 수개월 이상의 데이터가 동일한 방향으로 움직일 때만 최종적으로 자신의 영양 전략에 그 성분을 포함했다. 이런 방식은 과학 실험과 동일한 원리이며, 스스로를 대상으로 한다는 점만 제외하면 거의 임상연구 수준의 엄격함을 갖고 있었다.

그리고 무엇보다 커즈와일의 자기실험이 특별한 이유는, 그가 자신의 몸을 실험 대상으로 삼은 목적이 단순한 건강 유지나 평균 수명 연장이 아니라, 특이점이 도래하는 시점까지 자신의 생명 시스템이 붕괴되지 않도록 하기 위한, 일종의 기술적 생존 전략이라는 점이다. 그는 가까운 미래에 도착할 유전자 치료, 줄기세포 치료, 나노로봇 기반 세포 수리 기술을 충분히 활용하기 위해서는 그 기술이 상용화되기 전까지 자신의 세포와 장기가 기능적으로 유지되어야 한다고 판단했고, 바로 이 판단이 25년간의 자기실험을 밀어붙이는 핵심 동력이었다.

이렇게 보면 커즈와일은 단순히 100알을 먹는 사람이 아니라, 생명과학과 공학, 미래기술과 분자영양학을 하나의 체계로 통합해 실천한 최초의 인물이자, 인간이 스스로의 생물학적 미래를 설계할 수 있다는 사실을 몸으로 증명한 사례라고 할 수 있으며, 그의 25년간의 실험은 노화를 극복하려는 한 개인의 노력이라기보다, 생명연장 시대의 기술적 기반을 미리 체화해 온 하나의 선행 실험에 가깝다.

3-3. 생물학적 나이를 되돌리는 전략

레이 커즈와일이 지난 25년간 반복해 온 자기실험의 핵심 목적은 단순한 건강 개선이나 질병 예방 수준을 넘어서, 생물학적 나이가 증가하는 속도를 가능한 한 늦추거나, 더 나아가 실제로 되돌리는 것에 있었고, 그는 이를 단순 의학적 개입으로 해결하려 하지 않고 세포 하나하나가 노화 과정에서 어떤 변화를 겪는지에 대한 깊은 이해를 바탕으로, 세포의 복구 능력과 대사 효율, 염증 조절 능력, DNA의 안정성, 미토콘드리아의 활력을 장기적으로 유지하는 방향으로 자신의 전략을 정교하게 조율했다. 이 관점에서 보면 커즈와일의 방식은 "노화를 이기는 법"을 신비화하거나 극단적으로 단순화하던 기존의 접근과 본질적으로 다른데, 그는 생명 시스템을 구성하는 주요 경로 다섯 가지, 즉 에너지 생산, 염증 조절, DNA 복구, 세포 청소 시스템, 장내미생물 균형이라는 거대한 축을 기반으로 자신만의 장수 엔진을 설계했고, 이 엔진은 시간이 흐를수록 노후화되는 것이 아니라 오히려 점점 더 효율적으로 작동할 수 있도록 꾸준히 개선되었다.

커즈와일의 전략 가운데 가장 중요한 첫 번째 축은 미토콘드리아를 중심으로 한 에너지 생산 경로의 관리인데, 그는 노화의 근본적인 특징이 세포가 충분한 에너지를 생산하지 못해 복구와 재생에 필요한 자원이 감소하는 데 있다고 보았고, 이를 해결하기 위해 CoQ10, PQQ, 아세틸-L-카르니틴, 마그네슘 등 미토콘드리아에 직접적으로 작용하는 영양 성분들을 체계적으로 조합했다. 이러한 조합은 단순히 에너지를 늘리는 촉진제가 아니라, 미토콘드리아 내부에서 ATP를 생성하는 전자전달계가 효율적으로 작동하도록 회로를 보정하는 역할을 했고, 이로 인해 커즈와일의 신체는 나이가 들어갈수록 일반적으로 감소해야 할 미토콘드리아 효율을 오히려 유지하거나 일부 영역에서는 개선된 상태로 유지할 수 있었다. 미토콘드리아 기능이 개선되면 세포의 복원력과 회복력도 자연스럽게 상승하는데, 이는 결국 생물학적 나이가 실제 나이를 따라가지 않도록 하는 핵심 요소로 작용했다.

그가 적극적으로 개입한 두 번째 축은 염증 조절 시스템인데, 만성 염증은 노화의 거의 모든 메커니즘을 가속시키는 원인이 되며, 특히 미세한 수준의 염증이 장기간 지속될 경우 DNA 손상률이 증가하고 단백질 변성이 흔해지며 대사 질환의 위험성이 기하급수적으로 상승한다. 커즈와일은 이를 해결하기 위해 오메가3 지방산, 커큐민, 쿼르세틴, 비타민 D, 시스테인 등 항염증 신호를 강화하는 성분을 매일 일정 용량 이상 섭취했고, 이 전략은 그의 C-반응성 단백질(CRP) 수치를 오랜 기간 정상의 하한선에 가깝게 유지하는 데 기여했다. 염증의 감소는 단순한 혈액 수치의 안정화가 아니라, 세포가 외부 자극 없이도 스스로 정돈되는 환경을 만들어 복구와 재생이 일어날 수 있는 기반을 조성한다는 의미를 갖고 있었다.

세 번째 축은 DNA 안정성과 세포 내부 손상 복구 능력과 관련이 있는데, 커즈와일은 노화의 본질이 DNA 손상의 축적과 복구 속도의 감소라는 점에 주목하고, 항산화 물질과 DNA 복구 효소를 지원하는 성분을 중심으로 포뮬러를 구성했다. 그는 비타민 C와 E 같은 전통적인 항산화제뿐 아니라 알파리포산, NAC, 글루타티온 전구물질 등을 활용해 산화 스트레스를 낮추고, NMN이나 NR 같은 NAD 경로 활성제를 통해 세포의 DNA 복구 속도를 회복시키는 전략을 꾸준히 유지했다. 이러한 조합은 DNA 손상 지표를 장기적으로 낮추는 데 기여했고, 그 결과 커즈와일의 생물학적 나이는 실제 나이보다 훨씬 늦게 증가했다.

네 번째 축은 세포 내부의 청소 시스템, 즉 오토파지의 활성화인데, 세포는 일정한 주기로 손상된 단백질과 기능이 떨어진 소기관을 제거하고 새로운 구성 요소로 교체하는데, 이 과정이 효율적으로 유지될수록 노화의 속도는 느려지게 된다. 커즈와일은 스퍼미딘, 녹차 추출물, 케르세틴, 간헐적 단식 등 오토파지를 촉진하는 전략을 일상적으로 도입했고, 이는 세포 내부 환경의 청결도를 높여 노화가 발생하는 속도를 실질적으로 늦추는 데 큰 역할을 했다. 세포 내부가 정리될수록 손상 누적은 줄어들고, 줄어든 손상은 곧 기능의 유지로 이어진다.

마지막 축은 장내미생물의 안정성과 대사 균형인데, 커즈와일은 장내미생물 생태계가 면역·염증·대사·뇌 기능과 연결된 가장 중요한 생명 플랫폼임을 일찍부터 인지하고, 프리바이오틱스와 프로바이오틱스, 발효 식품, 특정 섬유질을 조합해 장내미생물 다양성과 균형을 유지하려 했다. 장내미생물은 단순한 소화기 미생물이 아니라, 면역 세포의 행동을 조절하고 염증 수준을 결정하며 대사 기능을 전반적으로 관리하는 생물학적 허브이기 때문에 이 생태계가 건강하게 유지될수록 생물학적 나이의 증가 속도는 현저하게 늦춰진다. 커즈와일의 장기 모니터링 결과는 장내미생물 안정성이 그의 전반적인 신체 지표를 젊은 상태로 유지하는 데 중요한 역할을 했음을 보여 준다.

이 다섯 가지 축을 기반으로 한 그의 전략은 결국 실제 측정 가능한 변화를 만들어 냈는데, 다양한 기관에서 측정한 그의 생물학적 나이는 일관되게 실제 나이보다 15~20년 젊은 상태로 유지되었고, 이는 단순한 생활습관 개선의 효과를 넘어서 분자생물학적 개입이 장기적으로 누적되었을 때 어떤 변화가 가능한지를 보여 주는 대표적인 사례라고 할 수 있다. 이러한 결과는 생명 시스템의 노화가 그저 시간의 흐름에 따라 자연스럽게 일어나는 과정이 아니라, 세포 기능과 대사 조절이 얼마나 정교하게 유지되는가에 따라 유연하게 변할 수 있는 현상이라는 점을 분명하게 드러내며, 커즈와일이 주장해 온 "생물학적 시간의 조절 가능성"이 실제 사례를 통해 증명된 셈이 되었다.

3-4. 특이점 이전까지 최대한 버티기(Survive to 2045)

레이 커즈와일이 자신의 생명 시간을 연장하려는 전략을 세우는 과정에서 가장 중심적인 원칙은 단순히 조금 더 오래 살기 위한 일시적 기술을 활용하는 것이 아니라, 인류가 곧 맞이하게 될 기술적 변곡점, 즉 특이점의 도래 이전까지 자신의 생물학적 시스템을 가능한 한 안정적이고 기능적으로 유지함으로써, 그 시점에서 등장할 재생의학과 나노의학, 유전자 치환 기술, 인공지능 기반 생명 설계 기술 등의 혜택을 온전히 누릴 수 있는 상태로 도달하는 데 있었으며, 그는 이 목표를 생물학적 논리나 의학적 직관의 차원이 아니라 기술의 발전 속도와 생명공학의 S-커브를 조밀하게 분석한 결과로 받아들였다. 커즈와일은 오래도록 미래의 기술이 어떤 속도로 진화하는지를 계산해 왔고, 그 계산은 단순한 가정이 아니라 과거 50년간의 데이터가 보여 주는 연속적 추세를 기반으로 한 것이었으며, 그가 예측한 기술적 특이점의 도달 시점인 2045년은 감각적 직감이 아니라 통계적 모델에 의해 도출된 미래다.

그는 미래기술이 인간의 수명 곡선을 근본적으로 재설계할 수 있는 단계에 도달하려면 최소 세 가지 조건이 필요하다고 보았는데, 첫째는 유전자 편집 기술이 특정 질병 치료나 단일 표적 교정 수준을 넘어 조직 전체와 장기 시스템을 재구조화할 수 있는 수준으로 진화해야 하며, 둘째는 나노 규모의 의료 장치가 세포 내부에 들어가 손상된 DNA·단백질·미토콘드리아를 직접 복구할 수 있는 정도의 정밀성을 갖춰야 하고, 셋째는 인공지능이 인간의 의학적 판단을 대체하는 수준을 넘어 생명 시스템의 최적 설계까지 수행할 수 있는 지능 수준에 도달해야 하며, 이 세 가지 축이 합쳐지는 순간 인간은 비로소 생명 연장이라는 꿈을 추상적 희망이 아니라 실제 선택 가능한 기술로 누릴 수 있게 된다. 커즈와일은 이 세 축이 완성되는 시점을 2040년대 중반으로 보았고, 그렇기 때문에 그는 현재의 자신에게 주어진 생물학적 시간을 그 시점까지 최대한 버티는 것이야말로 장수 전략의 핵심이라고 판단했다.

커즈와일이 자주 언급한 개념 가운데 "브릿지 전략"이라는 표현이 있는데, 이는 L1 단계(현재 가능한 기술)를 활용해 L2 단계(재생의학·유전자 치료)까지 도달하고, 다시 L2를 통해 L3 단계(특이점 이후의 무한 생명 기술)로 넘어가는 다리를 만든다는 뜻이며, 이 전략에서 가장 중요한 것은 L1 단계에서 시간을 벌어야 한다는 사실이다. 그는 지금 당장 인간이 사용할 수 있는 기술이 제한되어 있고, 이 기술만으로는 완전한 노화 역전을 이루기 어렵다는 사실을 누구보다 잘 알고 있었지만, 그렇기 때문에 오히려 L1을 극대화하여 미래기술이 도착하기 전까지 세포 기능이 급격하게 붕괴되지 않도록 유지하는 일이 가장 중요하다고 판단했다. L1은 제한적이지만 접근 가능하고, 지금 효과를 낼 수 있으며, 생명 시스템에 비교적 안정적으로 개입할 수 있는 현재형 기술이기 때문에, 그는 이 단계를 가능한 한 최대로 강화하는 방식을 택했다.

이 전략의 본질은 사실 매우 간단하면서도 인간의 생물학적 현실을 명확하게 관통하는데, 그것은 "미래기술은 확실히 오지만, 그 미래를 기다리는 동안 우리의 몸이 그 속도를 견디지 못한다면 도착한 기술은 아무 의미가 없다"는 명제이며, 커즈와일은 이 단순한 명제를 누구보다 철저하게 이해했고, 바로 그 이해가 매일 100알을 먹는 근본적인 이유가 되었다. 인간의 생명 시스템은 시간에 따라 점진적으로 저하되고, 이 저하는 노화의 9가지 메커니즘이 동시에 진행되는 과정인데, 이 과정이 지나치게 빠르게 진행되면 미래기술이 도착하기 전에 핵심적인 세포 기능이 무너져 더 이상 되돌릴 수 없는 지점에 도달하게 된다. 커즈와일은 이 지점을 "임계 붕괴점"이라고 불렀고, 이 임계점을 넘지 않기 위해 자신의 생명 지표를 철저하게 관리했다.

커즈와일이 말하는 "2045년까지 버틴다"는 표현을 단순한 수명 목표로 이해하면 안 되는데, 그에게 이 말은 단순히 몇 년을 더 산다는 의미가 아니라, 그 시점에 도달했을 때 자신의 몸이 L3 단계 기술과 호환 가능한 상태로 유지되어야 한다는 뜻이며, 즉 미래기술이 세포를 복구하려면 세포막이 완전히 붕괴되어 있지 않아야 하고, 유전자 치환 기술이 작동하려면 DNA 손상률이 특정 수준 이상 악화되지 않아야 하며, 나노의학이 작동하려면 면역 시스템이 기능적으로 살아 있어야 한다. 결국 "버틴다"는 말은 생물학적 시스템의 완전성을 지키는 과정이고, 이 과정이 성공해야만 L3 기술이 개입할 수 있다.

커즈와일이 이 전략에 생명을 걸다시피 몰두하는 이유는 인간의 수명은 기술의 발전 속도보다 훨씬 느리기 때문에, 지금의 몸 상태가 미래기술의 혜택을 누릴 수 있는 자격을 결정한다는 역설적 진리를 누구보다 깊이 이해하고 있기 때문이다. 사람들은 종종 미래의 기술을 낙관적으로 생각하지만, 그 기술이 도착하는 순간 이미 자신의 생물학적 시간이 끝나 있다면 그 미래는 존재하지 않는 것과 다름없다. 그렇기 때문에 커즈와일은 미래를 기다리는 사람이 아니라 미래를 만나기 위한 생물학적 조건을 지금 만들고 있는 사람이며, 이 철학적 태도는 그의 모든 실험과 선택을 관통하는 핵심적 원칙이다.

이처럼 커즈와일의 "2045년까지 버티기" 전략은 세상 사람들이 단순한 희망적 미래학으로 오해하는 것과 달리, 인간의 생명 시스템이 지금 어떤 상태여야 미래기술과 연결될 수 있는지를 계산적으로 파악한 뒤, 현재 가능한 기술로 생명 시스템을 그 미래에 맞는 형태로 유지하기 위한 장기 프로젝트이며, 이 프로젝트의 중심에 영양제라는 가장 기본적이면서도 가장 강력한 도구가 자리하고 있는 것은 결코 우연이 아니다. 커즈와일은 지금 사용 가능한 기술 중 생명연장에 가장 큰 실질적 기여를 하는 것이 바로 세포 기능을 직접적으로 튜닝하는 분자 단위의 영양 전략이라는 사실을 간파했고, 그 때문에 100알 전략은 단순한 생활습관이 아니라 미래와 현재를 연결하는 공학적 다리로 기능한다.

3-5. 커즈와일이 정의한 장수 3단계(L1 · L2 · L3)

레이 커즈와일이 자신의 생명 전략을 구축하면서 가장 중점적으로 정리한 개념은 인간의 장수를 하나의 직선적 과정이 아니라 서로 다른 기술적 도약이 연속적으로 이어지는 단계적 구조로 이해하려는 시도였고, 그는 이를 L1, L2, L3이라는 세 개의 장수 단계로 구분하여 설명했다. 이 세 단계는 단순히 시간 순서에 따라 나뉜 것이 아니라, 각각의 단계가 서로 다른 기술 수준과 생명 시스템 개입 방식을 기반으로 한다는 점에서 개념적 구분이 매우 명확했으며, 그는 인간이 이 세 단계를 차례로 건너가야만 진정한 의미에서의 장수, 즉 단순히 몇 년을 더 사는 차원을 넘어 생명 시스템을 지속적으로 갱신할 수 있는 시대에 도달할 수 있다고 믿었다.

그가 말하는 첫 번째 단계인 L1은 지금 당장 우리가 사용할 수 있는 기술을 의미하는데, 여기에는 영양제, 운동, 수면 최적화, 대사 조절, 스트레스 관리, 간헐적 단식처럼 비교적 접근성이 높은 개입들이 포함되며, 커즈와일은 이 단계를 단순히 건강한 생활습관의 영역으로 보지 않고 세포 기능을 장기적으로 유지하기 위한 분자생물학적 개입 장치로 여겼다. 그는 L1 단계가 지닌 본질적 가치를 매우 높게 평가했는데, 그 이유는 단순하면서도 강력한 이 개입들이 노화의 핵심 축인 세포 에너지, 염증, DNA 손상, 장내미생물 균형, 단백질 안정성을 동시에 조절할 수 있기 때문이었다. L1 단계는 지금 당장 누구나 실천할 수 있는 기술이지만, 그 효과는 단순한 생활 개선을 넘어 생물학적 나이의 증가 속도를 늦추는 데 실질적으로 기여하며, 그러한 의미에서 L1은 미래기술로 향하는 첫 번째 다리를 구축하는 단계였다.

두 번째 단계인 L2는 구제요법이라고 불리며, 이는 재생의학과 유전자 치료, 줄기세포 기반 치료, 조직 재생 기술, 면역 재프로그래밍 기술, 혹은 초기 나노의학과 같은 첨단 의학적 개입들이 포함되는 영역인데, 커즈와일은 이 기술들이 아직 대중에게 완전하게 제공되는 단계에 도달하지 않았지만 이미 실험실과 일부 임상 환경에서는 현실적 가능성을 보여 주고 있다는 점에 주목했다. 그는 L2 기술이 완성되면 인간의 장기는 더 이상 회복 불가능한 손상에 절망할 필요가 없고, 유전적 결함이나 대사 질환은 특정 유전자를 교정함으로써 근본적으로 해결할 수 있으며, 줄기세포 기반 재생 기술을 통해 노화로 인해 손상된 조직들을 교체하거나 복원하는 일이 일상화될 것이라고 전망했다. 커즈와일은 이 L2 단계를 인간이 "젊음을 회복하는 기술"이 등장하는 시점으로 이해했으며, 현재 L1을 강화하는 이유도 결국 L2가 도착하기 전까지 생명 시스템이 무너지지 않도록 버티기 위한 기반 확보에 있었다.

커즈와일이 가장 놀라운 변화를 예상한 단계는 L3인데, 그는 이를 특이점 이후의 시대, 즉 생명과학과 인공지능, 나노기술, 유전체 공학이 통합되어 인간의 생명 시스템을 완전히 재설계할 수 있는 시대라고 정의했다. L3 단계에서는 질병이 발생하기 전에 세포 내부에서 손상을 감지해 즉시 복구하는 나노로봇이 일상적으로 작동하고, 노화된 조직은 맞춤형 재생 플랫폼을 통해 교체되며, 유전자 돌연변이는 실시간으로 보정되고, 심지어 인간의 의식과 뇌 기능까지 데이터 형태로 보존하거나 확장할 수 있는 기술이 등장할 가능성도 있다고 보았다. 커즈와일은 이 시대에 이르면 인간의 생애 주기는 더 이상 '태어나고 늙고 죽는' 생물학적 틀에 묶여 있지 않은, 재설계 가능한 정보 시스템의 형태로 바뀔 것이라고 예측했으며, 이 단계에 도달하면 노화는 질병이 아니라 선택 가능한 상태가 될 것이라고 말했다.

중요한 점은 L1, L2, L3는 서로 독립적인 단계가 아니라 연속적으로 이어진 기술의 사다리라는 사실이고, 커즈와일은 이 사다리를 오르기 위해서는 어떤 단계도 생략할 수 없다는 점을 매우 강조했다. L1 단계가 약해지면 L2를 위한 시간이 부족해지고, L2는 L3가 도착하기 전까지 신체의 기능을 회복하고 유지하기 위한 필수적인 중간 단계이며, 결국 L1에서 시간을 벌고 L2에서 기능을 회복해야 비로소 L3에서 완전한 생명 연장 기술을 사용할 수 있게 된다. 그렇기 때문에 그는 L1을 단순한 생활습관이 아니라 미래기술로 가는 관문으로 바라보았고, L2는 한 세대 안에 도달할 수 있는 구체적 기술 발전의 실체로, L3는 인간이라는 존재가 기술과 결합해 생명 시스템을 근본적으로 재정의하는 궁극적 도약의 순간으로 이해했다.

커즈와일이 이 세 단계를 정의한 이유는 인간이 장수를 꿈꿀 때 막연한 희망이나 불확실한 기대에 의존하지 않고, 지금 가능한 기술과 곧 가능해질 기술, 그리고 미래에 도달할 기술을 체계적으로 구분해 각각의 단계에서 가장 합리적인 선택을 할 수 있도록 설계된 일종의 로드맵이 필요하다고 보았기 때문이었다. 그에게 L1은 지금 당장 할 수 있는 선택이며, L2는 가까운 미래가 제공할 수 있는 구체적 개입이고, L3는 기술적 특이점이 열어 줄 궁극적 변화이며, 이 모든 단계는 연결되어 있으며 어느 하나도 우연이나 행운으로 넘어갈 수 있는 영역이 아니라, 준비된 사람만이 도달할 수 있는 생명 설계의 단계였다. 결국 커즈와일의 장수 3단계 모델은 인간이 자신의 미래를 기다리는 존재가 아니라, 자신의 미래를 직접 준비하고 설계하는 존재가 될 수 있다는 메시지를 담고 있으며, 그는 이 로드맵을 실천함으로써 미래의 기술이 정말로 도착하는 그 순간 자신의 몸과 생명 시스템이 그 기술과 연결될 수 있는 상태로 남아 있도록 하는 것이야말로 장수의 가장 본질적인 목표라고 생각했다.

4장

커즈와일이 실제로 복용하는 영양제 100종 분석

4-1. 커즈와일의 100종 리스트는 왜 재해석이 필요한가

레이 커즈와일이 지난 20여 년 동안 공개한 영양제 리스트는 단순한 보충제 목록이 아니라, 인간의 생명 시스템을 가능한 한 오래 안정적으로 유지하기 위해 어떤 분자 경로에 개입해야 하는지를 보여 주는 놀라운 설계도와 같지만, 그 구조를 자세히 들여다보면 실제 임상 현장에서 그대로 적용하기에는 여러 가지 문제가 존재한다는 사실을 확인할 수 있다. 그의 리스트는 미래 의학의 기초철학과 놀라운 과학적 통찰을 담고 있음에도 불구하고, 영양 성분들이 서로 중복되거나 생리학적으로 유사한 역할을 수행해 효율성이 떨어지는 경우가 있고, 일부 성분은 특정 개인에게는 필요하지만 모든 사람에게 최적의 선택이라고 보기 어려우며, 또 어떤 성분들은 현재의 근거 수준으로는 장기복용의 효과나 안정성을 확신하기 어려운 영역에 속한다.

커즈와일의 원본 리스트가 가진 첫 번째 특징은 마치 세포 내부의 모든 경로에 동시에 개입하려는 듯한 광범위함인데, 이는 그의 철학을 이해하면 자연스러운 결과다. 그는 생명 시스템을 단일 축으로 보지 않고, 에너지 대사·DNA 안정성·호르몬·염증·면역·장내미생물·혈관·신경전달물질처럼 서로 다른 경로가 하나의 생물학적 네트워크 속에서 끊임없이 상호작용하는 구조로 바라보았기 때문에, 가능한 많은 경로를 동시에 보정함으로써 노화의 속도를 늦추고자 했다. 이 관점은 분명 혁신적이지만, 실제 임상적 적용에서는 이런 접근이 오히려 너무 많은 성분을 동시에 복용하게 만들고, 서로 유사한 기능을 가진 성분들이 중복되어 불필요하게 복잡해지는 결과를 초래하기도 한다.

두 번째 특징은 커즈와일 리스트가 특정 시점의 의학적 지식에 기반해 작성되었기 때문에, 시간이 흐르면서 과학적 근거가 변하거나 새로운 연구가 등장함에 따라 업데이트가 필요하다는 점인데, 실제로 2000년대 초반과 2020년대 이후의 리스트를 비교하면 항산화 전략의 구성이나 NAD 대사와 관련된 접근 방식, 장내미생물 조절 성분 등이 크게 달라졌으며, 이는 의학적 지식이 빠르게 변하는 분야에서는 초기 포뮬러가 항상 최선의 답이라고 볼 수 없다는 사실을 보여 준다. 따라서 그의 100종 리스트는 과거를 반영하는 귀중한 자료이지만, 현대 임상의 시각에서 보면 최신 근거와 생리학적 안정성을 고려한 재해석이 반드시 필요하다.

세 번째로 중요한 점은, 커즈와일의 리스트는 개인화된 포뮬러라는 사실이다. 그는 자신의 유전자 구성, 가족력, 대사형, 호르몬 패턴, 생활습관, 스트레스 지수, 수면 패턴, 감염력, 염증 민감성 등 철저하게 개인 데이터를 기반으로 성분을 선택했기 때문에, 그 리스트는 커즈와일에게 최적화된 프로토콜이지, 모든 사람이 그대로 따라야 하는 '보편적 모델'은 아니다. 특히 일부 성분은 특정 질환을 예방하거나 관리하기 위해 추가된 것들이므로, 이를 분리하지 않고 그대로 적용할 경우 불필요한 복용이 발생하거나 오히려 생리적 부담을 초래할 수 있다. 즉, 커즈와일의 100종 리스트를 해석할 때 가장 중요한 것은 "커즈와일에게 맞는 리스트"와 "누구에게나 적용 가능한 리스트"를 구분하는 일이다.

마지막으로, 그의 리스트를 실제 의학적 시각으로 재정리해야 하는 가장 중요한 이유는 영양제가 생명 시스템에 작용하는 방식이 단순하지 않기 때문이다. 특정 비타민이나 항산화제가 대사 경로에 개입할 때 그 효과는 하나의 조직에서만 작동하는 것이 아니라 여러 장기와 세포 경로에 동시에 영향을 미치며, 성분 간의 상호작용 역시 예측 가능한 것과 예측하기 어려운 것이 공존한다. 따라서 의료적 관점에서는 개별 성분이 아니라 "역할 단위"로 성분을 나누고, 서로 유사한 기능을 하는 성분을 군집화함으로써 정말로 필요한 성분이 무엇인지, 어떤 성분은 중복되어 제거될 수 있는지, 어떤 성분은 근거 수준에 따라 우선순위를 조정해야 하는지 판단할 필요가 있다.

바로 이런 이유 때문에, 커즈와일의 영양제 100종 리스트는 그 자체로 흥미로운 자료이면서도 현대의 의학적 사고방식으로 재구성해야만 실질적 가치가 생기며, 독자에게도 보다 명확하고 실용적인 로드맵을 제공할 수 있게 된다. 이 장에서는 커즈와일의 공개 포뮬러를 단순히 정리하는 것이 아니라, 의학적 기준으로 재군집화하고 근거 수준을 평가하며 중복 성분을 제거해 실제 임상 현장에서 적용 가능한 형태로 재탄생시키는 과정을 제시할 것이다. 그리고 이 재구성 과정은 단순한 요약이 아니라, 미래의학 시대를 준비하는 독자들에게 "지금 무엇을 선택해야 하는가?"라는 핵심적 질문에 대한 구체적이고 과학적인 답을 제공하는 과정이 될 것이다.

4-2. 100종에서 중복을 제거해
'실제로 작동하는 단위'로 재정렬하다

커즈와일이 공개한 영양제 리스트는 한 개인이 복용하기에는 압도적으로 방대한 구성처럼 보이지만, 이 목록을 의료적 시각에서 면밀하게 분석해 보면 실제로 작동하는 분자 경로를 기준으로 그룹을 나누었을 때 상당수의 성분은 서로 유사한 생리적 역할을 수행하거나 동일한 경로에 중복적으로 개입하는 성분들로 분류될 수 있으며, 이러한 중복은 리스트의 효율성을 떨어뜨리고, 장기복용 관점에서는 불필요한 생리학적 부담을 만들 수 있기 때문에 반드시 구조적 재정렬이 필요하다. 많은 사람들이 "100종을 먹는다"는 사실에만 주목하지만, 실질적인 효능을 결정하는 것은 성분의 숫자가 아니라 그 성분들이 어떤 경로를 통해 작동하고 있는가이며, 이 관점에서 보면 커즈와일의 리스트는 100종이라는 물리적 숫자보다 훨씬 더 작은 수의 '작동 단위(Cluster)'로 요약될 수 있다.

이 재정렬 과정에서 가장 먼저 고려해야 하는 것은 '성분의 이름이 다르더라도 역할은 같은 경우'인데, 예를 들어 항산화 작용을 하는 성분이나 미토콘드리아 기능을 지원하는 성분들 가운데는 서로 다른 분자 구조를 가지고 있지만 생리적 효과가 매우 유사한 것들이 존재하며, 이러한 성분을 별개의 항목으로 간주하면 겉으로는 리스트가 방대해 보이지만 실제로는 하나의 생명 경로를 과도하게 중복 보정하는 결과를 낳을 수 있다. 커즈와일이 선택한 일부 항산화제들 — 예를 들어 비타민 C, 비타민 E, 알파리포산, NAC, 글루타티온 전구체, 코엔자임Q10 등 — 은 각각 독립적인 작용을 하는 것처럼 보이지만 결국 세포의 산화 스트레스를 낮추고 DNA 손상을 줄이며 미토콘드리아의 기능을 안정화하는 공통된 역할을 수행하므로, 이를 하나의 "항산화·세포 보호 경로"라는 단위로 묶어 이해하는 것이 더 합리적이다.

두 번째로 중요한 중복 제거 기준은 '경로의 병렬성'이다. 생명 시스템은 다양한 경로가 서로 교차하며 작동하기 때문에 어떤 성분이 다르게 보이더라도 실제로는 동일한 상위 경로를 자극하거나 동일한 대사 반응을 촉진하는 경우가 많다. 예를 들어 PQQ, 아세틸-L-카르니틴, 마그네슘, NAD 전구물질(NR·NMN 등)은 모두 미토콘드리아 기능을 강화하는 경로에 관여하며, 각각이 작동하는 방식은 조금씩 다르지만 최종적으로는 ATP 생성 효율을 높이고 세포 활성도를 증가시키는 동일한 목표를 갖는다. 그렇기 때문에 임상적 재구성에서는 이러한 성분들을 개별 항목으로 구분하기보다는 하나의 "미토콘드리아 강화군"으로 통합하는 것이 효율적이며, 이는 중복 제거와 동시에 실제로 중요한 분자 경로를 중심으로 정리할 수 있게 해 준다.

세 번째 기준은 '역할의 우선순위'이다. 모든 성분이 동일한 가치를 가지는 것은 아니며, 특정 성분은 생리학적으로 반드시 필요한 핵심 역할을 하는 반면, 또 다른 성분은 그 핵심 역할을 조금 더 강화하거나 보조하는 기능을 수행할 뿐이다. 예를 들어 오메가3 지방산이나 비타민 D 같은 성분은 면역 조절과 염증 관리, 호르몬 합성 등 여러 경로에 필수적으로 기여하는 반면, 특정 식물성 항산화제나 희귀 아미노산 등은 보조적이거나 개별적 임상 근거가 약한 경우가 많다. 따라서 중복 제거 과정에서는 핵심적 경로를 담당하는 성분은 남기고, 보조적 역할을 하거나 유사 성분이 이미 충분히 포함되어 있는 경우에는 과감히 제외하거나 낮은 우선순위로 배치할 수 있다.

네 번째로 고려해야 할 요소는 '개인의 생리적 필요와 무관한 성분' 이다. 커즈와일의 리스트는 그의 개인 건강 데이터에 기반해 설계된 것이므로, 예를 들어 특정 호르몬 대사 문제나 가족력, 개인적 대사 특성 때문에 추가된 성분들은 일반 독자들에게 동일하게 적용될 필요가 없으며, 이들 성분은 현대적 포뮬러 재구성 과정에서 제외하거나 별도의 참고 항목으로 분리하는 방식이 적절하다. 예를 들어 갑상선 기능 조절에 필요한 특정 미량 원소, 개인적 대사 변이를 보정하기 위한 특정 아미노산, 혹은 유전적 위험을 낮추기 위해 포함된 항염증 성분들은 커즈와일 개인에게는 필수적이지만, 모든 사람에게 적용되는 보편적 모델에서는 핵심 목록에서 분리하는 것이 타당하다.

이러한 과정을 거치면 커즈와일의 100종 리스트는 표면적으로는 방대해 보이지만, 실제로는 약 55~60종 정도의 실질적 '작동 성분'으로 축소되며, 더욱 깊이 있는 임상적 시각에서 접근하면 작동 단위를 기준으로 약 35~40개의 기능군으로 재구성할 수 있다. 즉, 커즈와일 이 복용하는 100알은 숫자의 과장이 아니라 경로 단위로 보면 35~40

개의 생명 경로에 개입하는 전략이고, 우리는 그 경로를 중심으로 성분을 재정렬하여 불필요한 중복을 제거하면 보다 실용적이면서도 과학적으로 균형 잡힌 포뮬러를 만들 수 있다.

이 중복 제거 과정은 단순히 리스트를 정리하는 작업이 아니라 노화를 지연시키고 생명 시스템의 기능을 유지하는 데 있어 어떤 분자 경로가 진짜 핵심인지, 어떤 성분은 반드시 포함되어야 하는지, 어떤 성분은 개인 차이가 크기 때문에 선택적이어야 하는지를 분명하게 보여주는 중요한 과정이며, 이를 통해 독자는 커즈와일의 전략을 맹목적으로 따라 하는 대신 그 전략의 구조와 의학적 의미를 이해할 수 있게 된다. 중복을 제거한 뒤 나타나는 최종 구조는 독자에게 단순한 리스트가 아니라 생명 시스템을 구성하는 핵심 축들의 지도를 제공하며, 바로 이 지도를 기반으로 다음 장에서는 효능별 군집화를 통해 커즈와일 전략의 본질을 더욱 명확하게 드러낼 것이다.

4-3. 핵심 효능별 군집화
― 생명 시스템의 구조로 영양제를 재배열하다

커즈와일이 복용하는 영양제 100종을 중복 제거 기준에 따라 재정렬한 뒤 가장 중요한 작업은 그 성분들을 단순한 종류나 영양학적 분류가 아니라 생명 시스템의 작동 원리에 따라 재배열하는 일인데, 이 과정은 영양제를 더 이상 "비타민과 미네랄, 항산화제" 같은 전통적 분류로 이해하는 것이 아니라, 각 성분이 인간의 생명 회로 안에서 어떤 경로를 조절하고 어떤 기능을 회복시키는지를 기준으로 재해석해야만 진정한 의미를 갖게 된다. 대부분의 사람들은 영양제를 개별 성분으로 인식하지만, 실제로 그 성분이 효과를 발휘하는 단위는 세포 하위의 분자 경로이며, 이 경로는 서로 얽혀 하나의 네트워크를 이루고, 네트워크 전체가 생명 시스템의 나이와 기능을 결정한다. 그렇기 때문에 생명 시스템의 구조를 기준으로 영양제를 군집화하면, 단순히 목록을 이해하는 것을 넘어 생명 설계도를 읽는 것과 같은 감각을 얻게 된다.

이 군집화 작업에서 가장 먼저 등장하는 그룹은 '미토콘드리아·에너지 대사 군'인데, 노화의 근본 원인이 세포 에너지 생산의 감소라는 점을 고려하면 이 군집은 전체 포뮬러의 중심축이라 할 수 있다. 이 그룹에는 코엔자임Q10, PQQ, 아세틸-L-카르니틴, 마그네슘, 알파리포산, 그리고 NAD 생합성 경로를 강화하는 NR·NMN 등이 포함되며, 이 성분들은 서로 다른 방식으로 미토콘드리아의 전자전달계 또는 ATP 생산 경로에 개입하지만, 공통적으로 세포의 에너지 생성 능력을 높이고 미토콘드리아의 효율을 유지하며, 활성산소의 축적을 줄여 세포의 생명력을 장기적으로 보존한다. 에너지 대사는 생명 시스템의 가장 기초적 구성 요소이기 때문에 이 군집은 커즈와일 포뮬러의 중심에 있으며, 인간의 생물학적 나이를 늦추는 데 있어 결정적 역할을 수행한다.

두 번째 군집은 'DNA·유전체 안정성 군'이다. 노화의 본질이 DNA

손상의 축적과 복구 능력의 저하라면, 이 그룹은 세포 수명을 결정하는 가장 핵심적인 보호 장치가 된다. 이 군집에는 비타민 C와 E 같은 항산화제뿐 아니라 글루타티온 전구체(NAC), 알파리포산, 아연, 셀레늄, 그리고 NAD 대사를 보강해 DNA 복구 효소의 활성을 높이는 NMN·NR 등이 포함되는데, 이러한 성분들은 단순히 세포를 보호하는 수준을 넘어 DNA 복구 과정 자체의 회로를 강화하며, 손상된 염기 서열을 신속하게 교정할 수 있도록 하고, 활성산소로 인해 발생하는 미세 손상의 빈도를 줄여 전체 유전체 안정성을 향상시킨다. DNA의 안정성은 생명 시스템의 기반이기 때문에 이 군집이 강화되면 생물학적 나이의 증가 속도는 명확하게 느려지고, 이는 장수 전략의 중심적 요소가 된다.

세 번째 군집은 '항염증·면역 조절 군'으로, 오메가3 지방산, 커큐민, 쿼르세틴, 비타민 D, N-아세틸글루코사민, 일부 플라보노이드 성분 등이 포함되며, 이 군집은 노화의 가장 중요한 특징 중 하나인 만성 저등급 염증을 억제하는 역할을 한다. 만성염증은 혈관의 경직을 높이고 인슐린 저항성을 유발하며, 세포 기능을 저하시켜 노화의 여러 메커니즘을 동시에 자극하는데, 커즈와일은 이러한 염증 경로에 대한 개입을 매우 중시했다. 항염증 군집은 단순한 "체내 염증 감소"를 넘어서 면역 세포의 활성도를 조절하고, 사이토카인 생성 패턴을 안정화하며, 장기적으로는 대사 기능과 혈관 기능까지 개선하는 효과를 가지고 있다.

네 번째로 중요한 군집은 '장내미생물 생태계 군'이다. 현대 생명과학은 장내미생물이 면역 조절, 염증, 대사, 호르몬 균형, 심지어 뇌 기능과 감정 상태까지 조절하는 중요한 생명 플랫폼이라는 사실을 밝혀냈으며, 커즈와일은 이 사실을 일찍부터 실천에 반영했다. 이 군집에는 프로바이오틱스, 프리바이오틱스, 식이섬유(이눌린, FOS 등), 일부 발효성 폴리페놀 등이 포함되며, 이 성분들은 장내미생물 생태계의 다양성과 균형을 유지하고, 미생물 대사산물(SCFA 등)을 통해 면역과 대사 경로에 긍정적 영향을 미친다. 장내미생물이 건강할수록 염증 수준은 낮아지고 대사는 안정되며, 전체 생명 시스템의 회복력이 상승한다.

다섯 번째 군집은 '호르몬·신경전달 조절 군'으로, 마그네슘, 아쉬와간다, 멜라토닌, 일부 아미노산(트립토판, 타우린), B군 비타민 등이 포함되며, 이 군집은 스트레스 조절, 수면 회복, 신경 안정, 호르몬 균형과 같은 중요한 생리 기능을 관리한다. 커즈와일은 세포 에너지와 DNA 안정성만큼이나 스트레스와 수면이 생명 시스템의 장기적 안정에 핵심적 역할을 한다는 사실을 강조했으며, 그가 선택한 여러 성분은 단순한 진정제나 수면 보조제가 아니라 신경전달물질 회로를 안정시켜 장기적으로 세포 기능에 긍정적 신호를 보내는 분자적 개입이다.

여섯 번째는 '혈관·대사·노화 역학 군'으로, 오메가3 지방산, 폴리코사놀, 나이아신, 베르베린, 레스베라트롤 같은 성분이 포함되며, 이 군집은 혈관의 탄성을 유지하고 혈압을 안정화하며 인슐린 저항성을 낮추는 역할을 한다. 혈관 기능이 유지될수록 산소와 영양 공급이 안정적으로 이루어지고, 대사 기능이 원활해지며, 이는 다시 세포 단위의 복구 능력과 장기 기능의 유지로 이어진다.

일곱 번째 군집은 '항산화·세포청소(오토파지) 군'으로, 스퍼미딘, 녹차 추출물(EGCG), 케르세틴, 알파리포산, 셀레늄 등이 포함되는데, 이 군집은 세포 내부의 손상된 단백질과 노폐물을 제거하고, 새로운 세포 성분으로 교체하는 오토파지 경로를 강화하며, 이는 노화 속도를 늦추고 세포의 복원력을 높이는 데 핵심적 역할을 한다.

마지막으로 '기타 보조군'에는 특정 미량 원소나 특수 목적을 가진 성분들이 포함되며, 이는 개별 유전자 변이, 특정 질환 리스크, 개인의 생리적 특성에 따라 선택적으로 사용될 수 있는 보조적 성분들이다.

이처럼 커즈와일의 분자 개입 전략을 생명 시스템의 구조에 따라 군집화하면, 100종이라는 숫자에 압도될 필요 없이 어떤 성분이 어떤 경로를 조절하고, 그 경로가 노화의 어느 축과 연결되는지 직관적으로 이해할 수 있으며, 이는 독자가 장수 전략을 단순한 리스트 암기에서 벗어나 생명 시스템의 구조를 읽는 능력으로 확장하는 데 중요한 전환점이 된다. 이 군집화는 커즈와일의 전략을 이해하는 데 그치지 않고, 앞으로 독자가 자신의 건강 전략을 설계할 때도 강력한 지도 역할을 하게 된다.

4-4. Evidence Level
— 영양제를 과학적 무게로 다시 배열하다

커즈와일이 복용하는 100종의 영양제는 그 자체로 생명 시스템의 작동 원리를 반영한 거대한 분자 개입 전략이지만, 이 성분들을 진정한 의료적 관점에서 평가하려면 각 성분이 어떤 수준의 근거를 가지고 있고, 과학적 확실성이 어느 정도인지, 임상 연구에서 얼마나 일관된 효과가 관찰되었는지를 기준으로 다시 배열하는 과정이 필수적이며, 이러한 근거 평가가 이루어질 때 비로소 커즈와일의 전략은 개인의 실험이 아니라 의학적 의미를 가진 모델로서 자리 잡게 된다. 영양제는 일반적으로 "좋다"고 알려져 있으면 모두 비슷한 수준의 신뢰도를 갖는 것처럼 생각되기 쉽지만, 실제로는 성분마다 굉장히 넓은 스펙트럼의 연구 근거가 존재하고, 이는 과학적 신뢰도를 결정하는 가장 중요한 요소가 된다.

의학에서 근거를 평가할 때 사용하는 접근 방식은 근거 기반 의학이 수십 년간 정립해 온 방법론인데, 임상 연구의 질과 규모, 연구의 일관성, 다양한 인구집단에서의 재현성, 효과 크기, 생물학적 기전의 타당성을 종합적으로 고려해 각 개입의 근거 수준을 계층적으로 나누는 방식이다. 이를 영양제에 적용하면 성분마다 매우 다른 '신뢰의 무게'를 부여할 수 있고, 이 '신뢰의 무게'가 장기 복용 전략의 중심을 결정하게 된다. 예를 들어 오메가3 지방산이나 비타민 D 같은 성분은 매우 많은 연구가 이루어져 있고, 효능이 다양한 인구집단에서 반복적으로 입증되었기 때문에 높은 근거 등급을 받을 수 있지만, 어떤 식물성 항산화제나 특정 아미노산, 혹은 최근 주목받는 일부 분자는 아직 기전 연구 단계에 머물러 있어 근거 수준이 현저히 낮을 수 있다.

이러한 점을 고려해 커즈와일의 성분을 근거 수준에 따라 분류하면 첫 번째 범주는 가장 강력한 근거를 가진 성분들, 즉 EL-1(Strong Evidence)으로 구분되며, 이 그룹은 대규모 인체 연구에서 일관된 효과가 반복적으로 관찰된 성분들로 구성된다. 대표적으로 오메가3 지방산, 비타민 D, 코엔자임Q10, 마그네슘, 프로바이오틱스 일부 균주, 비타민 B군 등이 포함되며, 이들은 특정 질환 예방뿐 아니라 전반적인 염증 감소, 혈관 안정성, 에너지 대사 개선에 대한 탄탄한 데이터가 존재한다. EL-1에 속하는 성분들은 개인 차이를 넘어서 인류 전체에 적용 가능한 보편적 생리 기반을 가지고 있어, 장기적인 복용 전략의 중심에 배치될 필요가 있다.

두 번째 등급인 EL-2는 중간 수준의 근거를 가진 성분들로, 인간 연구가 존재하고 기전적 타당성도 높지만 연구 규모가 작거나 인구집단이 제한적일 수 있는 성분들이다. 예를 들어 PQQ, 레스베라트롤, 알파리포산, 비타민 K2, 일부 폴리페놀, 특정 미량 원소들이 여기에 속하며, 이들은 실험실 연구와 소규모 임상에서 긍정적인 결과를 보이지만, 대규모 연구가 충분히 이루어지지 않아 확정적 결론을 내리기 어렵다는 한계를 갖는다. 그러나 이 그룹에 속하는 성분들은 생리적 기전이 명확하고 대체로 안전성이 높기 때문에, 장기 복용 전략에서 중요한 보조군으로 사용될 수 있다. 커즈와일이 특히 선호하는 항산화제·미토콘드리아 강화 성분의 상당수가 이 그룹에 속한다는 점에서, 그의 전략은 기전 기반의 개입을 중시하는 경향을 보여 준다.

세 번째 등급인 EL-3은 초기 근거, 즉 기초 실험이나 작은 파일럿 연구는 존재하지만 임상 근거가 거의 없거나 불확실성이 높은 성분들로 구성된다. 예를 들어 일부 식물성 화합물, 새로운 형태의 항산화 성분, 특정 희귀 아미노산, 초기 단계의 대사 조절 성분 등이 여기에 해당하며, 이 그룹은 장기적인 안정성과 효과를 확신하기 어렵기 때문에 복용 시 주의가 필요하다. 커즈와일의 리스트에도 이러한 성분들이 존재하는데, 그는 자신의 개인 데이터와 의학적 모니터링을 기반으로 이 성분들을 선택했기 때문에 과학적 조심성이 부족한 선택은 아니지만, 일반 독자가 그대로 따라 하기에는 부담이 될 수 있다. 따라서 EL-3 성분은 기본 포뮬러에서 제외하거나 선택적 요소로 배치하는 것이 더 합리적이다.

마지막 등급인 EL-0은 근거 부족 또는 과장된 상업적 주장에 가깝거나, 기전적 타당성이 부족해 의학적 신뢰를 부여하기 어려운 성분들로 구성되며, 이 그룹은 현재 상태에서는 장기 복용 전략에서 배제하는 것이 가장 안전하다. 커즈와일이 선택한 성분 중에는 이러한 항목이 극히 적지만, 과거에 한때 유행했던 항산화 성분들 중 일부가 EL-0에 가까운 범주에 속하기 때문에 이를 명확히 분리해 두는 것이 필요하다. EL-0 성분은 실제 효과보다 시장 마케팅에 의해 과대평가된 경우가 많고, 기전 연구는 흥미롭지만 임상적 효과가 부족한 경우가 대부분이다.

이와 같은 Evidence Level 분류는 커즈와일의 전략을 의학적으로 재해석하고 독자가 실제로 안전하고 효과적인 장수 전략을 구성하는 데 큰 도움이 되지만, 더 중요한 점은 이 분류가 독자에게 "영양제는 모두 같은 것이 아니라, 과학적 무게와 신뢰의 층위가 존재한다"는 근본적 관점을 제공한다는 사실이다. 단순히 많이 먹는 것이 장수를 의미하지 않으며, 오히려 근거 수준이 높은 성분을 중심으로 구성된 전략이 장기적으로 안정성과 효과를 모두 확보할 수 있다. Evidence Level은 결국 영양제를 선택하는 데 있어 가장 강력한 나침반으로 작동하며, 이는 의료 전문가가 개입할 수 있는 영역에서도 동일하게 적용된다.

Evidence Level 분류가 완성되면 커즈와일의 100종 리스트는 단순한 '많은 보충제'의 집합이 아니라, 과학적 신뢰도를 기반으로 정렬된 생명 시스템 개입 전략이라는 보다 명료한 형태로 재탄생하며, 이 구조는 독자에게 자신의 건강 전략을 설계할 때 어떤 성분은 중심에, 어떤 성분은 보조적으로, 그리고 어떤 성분은 신중하게 고려해야 하는지를 판단할 기준을 제공한다. 이러한 기준은 장수 시대에 필요한 실제적 의학적 전략의 기반이 되며, 바로 이 점에서 Evidence Level은 책 전체의 핵심을 이루는 가장 중요한 통찰 중 하나라고 할 수 있다.

5장

커즈와일 포뮬러의 재해석

100알을 12알로 줄이다(J12 Formula)

5-1. 커즈와일 철학
— "몸은 정보이며, 노화는 엔트로피다"

사람들은 나이가 든다는 말을 단순히 생일 케이크의 촛불 개수가 늘어나는 일처럼 받아들이지만, 실제로 의사로서 환자들의 몸을 매일 마주하다 보면 나이라는 것은 숫자보다 훨씬 복잡하고, 훨씬 교묘하게 침투하는 변화라는 사실을 매번 확인하게 된다. 진료실에서 마주하는 환자들은 흔히 "예전보다 피곤해요", "아무 이유 없이 체력이 떨어졌어요", "머리가 예전처럼 맑지 않아요"라고 이야기하지만, 정작 그 변화가 언제 시작되었는지 묻는 질문에는 대답하기 어려워한다. 노화의 시작은 그렇게 조용하다. 어느 날 갑자기 나타나는 것도 아니고, 명확하게 경계를 긋기도 어렵다. 누적된 생활 습관과 세포 속 변화가 오랜 기간에 걸쳐 쌓이면서 어느 날 비로소 겉으로 드러나는 것이다. 진료실의 의자에 앉아 있는 환자들을 바라보고 있으면, 노화는 시간이 흘렀다는 사실을 의미하는 것이 아니라 "기전의 미세한 균열이 오랜 기간 축적된 결과"라는 점이 더 명확해진다.

이러한 관점은 레이 커즈와일이 노화를 바라보는 방식과도 맞닿아 있다. 그는 인간의 몸을 하나의 복잡한 기계, 더 나아가 정보 처리 시스템으로 보았다. 컴퓨터 공학자였던 그는 우리가 흔히 당연하게 받아들이는 생물학적 현상을 정보의 흐름, 데이터의 손실, 시스템의 안정성이라는 개념으로 해석했다. 의사로서 나는 환자의 몸에서 미세하게 변하는 수치를 보며 질병의 징후를 읽어 내지만, 커즈와일은 한발 더 나아가 그 변화를 구조적 엔트로피 증가로 보았다. 세포와 유전자가 외부 스트레스와 시간의 흐름에 의해 손상되고 복원 효율이 떨어지는 과정, 즉 생체 시스템의 엔트로피가 증가하는 과정이 바로 노화라는 것이다. 그는 이런 엔트로피 증가를 막기 위해 수많은 보조 장치를 붙여 기전을 유지하려 했다. 그것이 그의 하루 100알 영양제 포뮬러의 시작이었다.

겉으로 보기에는 100개의 알약이 지나치게 많은 것처럼 보이지만, 커즈와일의 구조를 들여다보면 그는 사실 매우 논리적 전략을 따르고 있었다. 세포는 끊임없이 손상되고 이를 복구하는 과정 역시 끊임없이 이어진다. 하지만 복원 속도가 손상 속도를 따라가지 못하면 어느 시점부터 기전이 약해지기 시작하고, 그 시점이 우리가 흔히 말하는 '늙음'의 출발점이다. 커즈와일의 시선은 바로 그 지점에 맞춰져 있었다. 염증이 증가하는 경로, 활성산소가 쌓이는 경로, 미토콘드리아가 지치는 경로, DNA 복구 능력이 떨어지는 경로 등 다양한 기전은 서로 연결되어 있으며, 이 회로 중 하나라도 기능이 떨어지면 전체 시스템의 효율이 떨어진다. 그래서 커즈와일은 각각의 기전을 지탱하는 성분을 배열했고, 결국 그 총합이 100알이라는 숫자로 나타났을 뿐이다. 다시 말해 커즈와일의 포뮬러는 성분의 집합이 아니라 "기전의 집합"이었다.

이 부분에서 나는 고개를 끄덕이게 된다. 왜냐하면 실제 환자들의 몸을 들여다보면, 노화는 전혀 단순하지 않고 기전적으로 서로 얽혀 있으며, 하나의 문제가 다른 문제를 불러오는 악순환을 너무 쉽게 만들어 내기 때문이다. 예를 들어 만성 염증은 인슐린 저항성을 높이고, 그것은 다시 미토콘드리아 기능 저하로 이어지며, 그 결과 피로감·무기력·체중 증가가 나타난다. 반대로 미토콘드리아 기능 저하는 활성산소 증가로 이어지고, 활성산소는 다시 염증을 더 자극한다. 이렇게 서로 물고 물리는 기전 안에서 사람이 나이를 먹는다. 그래서 하나의 영양소만 먹어서 노화를 늦추기는 어렵다. 기전은 네트워크이기 때문이다.

커즈와일은 누구보다 빨리 이 네트워크 구조를 이해했다. 그는 의학박사는 아니었지만, 미래학자이자 공학자로서 생명과학의 패턴을 기계적 사고 방식으로 분석했다. 그에게 세포는 알고리즘이고, DNA는 정보이며, 미토콘드리아는 에너지 공장이고, 장내미생물은 시스템 전체의 균형을 조율하는 생물학적 오케스트라였다. 그래서 그는 100알이라는 숫자를 부담스러워하지 않았다. 기전을 놓치지 않는 것이 목적이었기 때문이다.

하지만 현실 세계에서 환자를 만나는 사람의 시각에서 보면, 커즈와일 포뮬러는 장점만큼이나 명확한 한계도 존재한다. 아무리 논리적으로 완벽한 전략이라도, 인간은 기계가 아니며, 매일 100알을 꾸준히 먹을 수 있는 사람은 거의 없다. 사람은 감정적이고 습관적이며, 피곤한 날엔 루틴을 건너뛰기도 하고, 직장과 가족, 사회적 관계 속에서 변수를 안고 살아간다. 무엇보다 복용해야 하는 알약의 숫자가 너무 많으면 그 순간부터 전략은 일상 속에서 지속될 수 없다. 진료실에서 나는 정말 좋은 영양제 조합을 추천해도, 환자가 실제로 꾸준하게 먹을 확률은 절반도 되지 않는 경우를 자주 본다. 그만큼 '지속 가능성'은 어떤 장수 전략에서도 핵심 요소다. 커즈와일의 전략이 뛰어난 성과를 냈음에도 불구하고 대부분의 사람이 그 전략을 실천하지 못하는 이유는, 기전이 아니라 '지속 가능성'에서 실패했기 때문이다.

이 지점이 바로 커즈와일 철학을 재해석해야 하는 이유다. 단지 그의 성분 리스트를 요약하거나 축소하는 것이 아니라, "왜 그는 이 성분을 넣었는가", "그 기전은 오늘날 어떤 의미를 갖는가", "현대인은 이 기전을 어떤 방식으로 지킬 수 있는가"를 다시 묻는 과정이 필요하다. 환자의 삶은 치료실에서만 존재하지 않는다. 그들의 몸은 가정에서 변화하고, 직장에서 변화하고, 스트레스와 수면, 운동, 식습관 속에서 천천히 바뀐다. 그렇기 때문에 기전을 강화하는 전략은 반드시 '현실적'이어야 한다. 다시 말해, 아무리 과학적으로 타당한 포뮬러라도 실천할 수 없다면 결국 효과는 없다.

이 장에서 우리는 커즈와일의 철학을 깊이 있게 해석하되, 그 철학을 현대인의 일상 속에서 지속적으로 유지할 수 있는 현실적 틀로 재구성한다. 커즈와일을 단지 "하루 100알을 먹는 독특한 사람"으로만 이해하면 그의 진짜 의도를 놓치게 된다. 그는 미래를 내다본 사람이다. 기전 기반의 노화 관리라는 개념을 수십 년 앞서 이해했으며, 자신의 몸을 실험실 삼아 그 전략을 증명해 보인 사람이다. 그렇기 때문에 우리는 커즈와일의 포뮬러를 단순히 성분의 나열로 보아서는 안 된다. 그의 전략은 노화라는 엔트로피를 제어하기 위한 시도였고, 그 철학을 현대적 구조로 재조립한 것이 바로 J12 Formula의 시작이 된다.

이제 다음 섹션에서는 커즈와일이 실제로 복용했던 영양제 100알을 기전별로 해부해 보려 한다. 이름이 아니라 기능으로, 성분이 아니라 회로로, 숫자가 아니라 의미로 바라보게 될 것이다. 그렇게 해야만 100알이 왜 12알로 재구성될 수 있는지, 왜 숫자가 줄어들어도 기전은 살아남는지를 이해할 수 있다. 그리고 그 과정은 장수를 위한 현대적 전략을 설계하는 데 가장 중요한 밑그림이 될 것이다.

5-2. 커즈와일의 100알을 해부하다 — 기전 기반의 재구성

커즈와일이 남긴 하루 100알 영양제 루틴은 많은 사람에게 충격과 호기심을 동시에 자극했다. 어떤 이는 "저 정도로 많은 영양제를 먹어야만 장수가 가능하단 말인가?" 하고 놀라워했고, 또 다른 이는 "저건 미래학자의 과도한 집착일 뿐 현실적인 전략은 아니야"라고 말하기도 했다. 그러나 커즈와일의 루틴을 들여다보면, 그가 선택한 100개의 영양제는 단순히 많아서 특별한 것이 아니라, 그 안에 숨어 있는 구조와 기전이 놀라울 만큼 논리적으로 조직되어 있다는 점이 더 중요하다. 다시 말해 커즈와일의 포뮬러는 성분이라는 넓은 표면 아래, 마치 복잡한 소프트웨어처럼 작동하는 기전의 설계도를 품고 있다. 이 구조를 이해하지 못하면 커즈와일의 진짜 의도를 오해하게 되고, 반대로 이 구조를 이해하면 100알이 왜 12알로 재설계될 수 있는지가 선명하게 보인다.

우선 커즈와일이 영양제를 선택하는 방식에는 공통된 규칙이 있었다. 그는 영양제를 하나의 "제품"으로 보지 않았고, 그 안에 들어 있는 성분의 기능, 대사 경로, 생화학적 효과, 그리고 해당 성분이 몸 안의 어떤 회로를 작동시키는지를 중심으로 판단했다. 진료실에서 환자들이 영양제를 선택하는 기준은 대부분 브랜드, 가격, 주변 사람들의 추천, 혹은 인터넷 후기이다. 하지만 커즈와일은 단 하나의 성분도 감정적으로 선택하지 않았다. 그는 해당 성분이 어떤 논문에서 어떤 효과를 보였는지, 염증 경로의 어느 부위를 억제하는지, 미토콘드리아의 어떤 회로에 관여하는지까지 계산했다. 그래서 그의 포뮬러를 리스트처럼 보면 복잡하게 보이지만, 기전으로 보면 의외로 명확하게 분류된다.

이제 그 기전들을 하나씩 해부해 보자.

첫 번째 축은 항염증 기전이다. 현대인에게 만성 염증은 거의 모든 질환의 출발점이라고 해도 과언이 아니다. 당뇨, 고혈압, 비만, 심혈관 질환부터 시작해 알츠하이머 같은 퇴행성 뇌질환까지 염증의 그림자를 피할 수 있는 분야는 거의 없다. 환자들을 진료하다 보면 혈액 검사에서 이미 염증 마커가 올라가 있는 경우가 많고, 생활습관과 스트레스, 식습관이 염증을 더 악화시키는 구조도 반복해서 확인하게 된다. 커즈와일은 바로 이 염증 경로를 여러 층위에서 동시에 눌러 주려 했다. 그래서 그는 커큐민, 레스베라트롤, 보스웰리아, 쿼르세틴 등 서로 다른 경로에서 염증을 조절하는 성분들을 중첩하여 사용했다. 커큐민은 NF-κB 경로를 억제하고, 레스베라트롤은 세포 노화와 관련된 SIRT1을 자극하며 항염 효과를 낸다. 보스웰리아는 류코트리엔 경로에 작용해 염증을 조절하고, 쿼르세틴은 히스타민 억제를 통해 급성·만성 염증 모두를 완화한다. 이처럼 커즈와일은 염증이라는 하나의 큰 주제를 두고 세부 회로를 나누어 각기 다른 스위치를 누르는 방식으로 설계했다. 그래서 항염증 관련 영양제의 숫자가 많아질 수밖에 없었고, 그 중복은 전략적이었다.

두 번째 축은 항산화 기전이다. 활성산소는 세포를 상하게 하고 DNA를 손상시키며 미토콘드리아를 지치게 만드는 가장 강력한 노화 요인 중 하나이다. 혈액검사에서 산화 스트레스 지표를 확인하거나, 만성피로를 호소하는 환자들의 패턴을 보면 활성산소가 과도하게 쌓인 경우가 매우 많다. 커즈와일은 활성산소 제거 회로를 다층 구조로 만들었다. 비타민 C와 E는 기본적인 항산화 스위치이고, 셀레늄은 글루타치온 효소 시스템을 도와 간접적 항산화 효과를 낸다. NAC는 글루타치온 전구체로 글루타치온 생산 경로를 강화하고, ALA는 수용성과 지용성 환경 모두에서 작동하는 독특한 항산화제다. 커즈와일이 항산화제를 여러 개 중첩해 사용한 이유는 활성산소가 한 가지 형태만 존재하는 것이 아니기 때문이다. 세포의 위치, 막 구조, 미토콘드리아 내막·외막, 혈중 환경에 따라 반응성이 다른 활성산소가 존재하며, 이를 제거하기 위해서는 여러 종류의 항산화 스위치가 동시에 켜져 있어야 한다. 그래서 항산화 기전도 중복이 필수적이었다.

세 번째 축은 미토콘드리아 기능 강화이다. 커즈와일이 가장 중요하게 여긴 기전이기도 하다. 미토콘드리아는 우리 몸의 에너지를 생산하는 발전소이며, 노화는 결국 미토콘드리아 기능 저하의 다른 표현이라고 말할 수 있다. 진료 현장에서 40대 이후 환자들이 느끼는 피로와 무기력, 집중력 저하, 운동 후 회복 지연 같은 증상은 대부분 미토콘드리아 기능과 깊이 연관되어 있다. 커즈와일은 CoQ10, PQQ, L-카르니틴, 오메가3 등을 통해 미토콘드리아를 여러 각도에서 강화하려 했다. CoQ10은 전자전달계를 최적화해 ATP 생산을 돕고, PQQ는 미토콘드리아 생합성을 촉진하며, L-카르니틴은 지방산을 미토콘드리아 내부로 운반해 에너지 생산을 돕는다. 오메가3는 미토콘드리아 막의 유동성을 높여 세포 에너지 시스템을 효율적으로 만들고, 염증을 억제해 미토콘드리아 기능 저하를 막는다. 이처럼 미토콘드리아 기전 역시 여러 성분이 서로 보완 관계에 있어 중복이 전략적이었다.

네 번째 축은 NAD 경로 회복이다. NAD는 세포 에너지 대사의 필수 요소이며, DNA 복원과 세포 노화 경로에도 깊이 관여한다. NAD 수치는 나이가 들수록 감소하므로 이를 회복시키려는 전략은 장수 연구에서 핵심적인 주제로 떠올랐다. 커즈와일은 NMN과 같은 성분을 사용해 NAD를 높이려 했지만, 이 분야는 규제와 안전성 논란이 있어 그대로 따라 하기 어렵다. 하지만 그의 의도 — 즉 세포 에너지와 복원 회로를 회복하려는 전략 — 는 완전히 타당했다. NAD 경로는 마치 세포의 연료 계량기와 같기 때문에 이 수치를 유지해야 세포가 젊은 기능을 유지할 수 있다.

다섯 번째 축은 혈관·대사 기능 개선이다. 비타민 D와 K2, 오메가3, 마그네슘 등은 혈관과 대사를 건강하게 유지하는 데 핵심적인 역할을 한다. 고혈압·당뇨·지질이상증 환자를 보면 이 기전이 얼마나 중요한지 매일 확인하게 된다. 커즈와일도 이 기전을 강화하기 위해 여러 성분을 배치했다.

여섯 번째 축은 뇌 기능과 신경전달 기전 조절이다. 오메가3, 포스파티딜콜린(레시틴), 아세틸-L-카르니틴 등 다양한 성분이 여기에 관여한다. 커즈와일은 집중력·기억력·인지 기능을 지키는 전략에도 큰 비중을 두었다.

마지막으로 매우 중요한 축은 장내미생물과 면역 기전이다. 커즈와일은 이를 위해 프로바이오틱스·프리바이오틱스를 사용했다. 장은 단순히 소화기관이 아니라 면역·호르몬·뇌 기능과 연결된 거대한 생물학적 센터다.

이처럼 100알은 사실 성분의 나열이 아니라, "몸을 이루는 주요 기전의 총합 지도"였다. 기전 기반으로 보면 숫자가 많은 것이 목적이 아니라, "기전의 누락을 막기 위한 설계"였다는 사실이 선명해진다. 그리고 바로 이 구조적 이해가 있어야 100알이 어떻게 12알로 줄어들 수 있는지 설명할 수 있다. 우리는 이제 성분이 아니라 기전을 기준으로 전략을 이야기하게 될 것이며, 다음 섹션에서는 이 기전들이 왜 현대적 조건과 충돌하는지, 그리고 왜 100알 전략이 현실에서 지속되기 어려운지를 분석하게 된다.

5-3. 커즈와일 포뮬러의 문제점
― 시대·규제·지속 가능성의 충돌

커즈와일의 하루 100알 루틴은 많은 사람에게 매혹적이었다. '인간이 스스로의 노화를 조절할 수 있다'는 그의 메시지는 과학이 실제로 삶을 바꾸는 순간의 예시였고, 동시에 인간이 자신의 몸을 얼마나 정교하게 관리할 수 있는지를 보여 주는 상징처럼 받아들여졌다. 하지만 의사로서, 그리고 현대인의 삶을 누구보다 가까이에서 관찰하는 현장 전문가로서 그의 전략을 들여다보면, 그 포뮬러가 가진 현실적 한계는 매우 분명하게 드러난다. 커즈와일은 분명 노화 연구에서 혁신적인 시선을 제시했지만, 그가 선택한 방식은 오늘을 사는 대다수의 사람들에게 그대로 적용하기 어렵다. 영양제의 과학적 근거가 아무리 탄탄하더라도, 인간의 몸과 생활은 결코 논문처럼 간단하지 않다. 이 섹션에서는 커즈와일의 전략이 왜 '과학적으로는 논리적이지만 현실에서는 충돌을 피할 수 없는 구조'를 가졌는지 깊이 있게 분석해 본다.

가장 먼저 마주하는 문제는 규제 환경의 차이다. 커즈와일이 활동하던 미국에서는 건강보조식품에 대한 규제가 비교적 느슨하고, NAC

나 글루타치온처럼 의학적 기능이 강한 성분도 오랫동안 시판이 가능했다. 하지만 한국을 포함한 아시아 국가들에서는 규제가 훨씬 엄격하다. NAC는 한국에서 일반 영양제로 판매할 수 없고, 글루타치온 역시 의약품 영역에 묶여 있다. 이런 제약은 단순히 "한국에서는 못 파는 영양제도 있다"는 문제가 아니라, 커즈와일의 포뮬러를 있는 그대로 가져올 수 없다는 구조적 차이를 의미한다. 또한 미국에서는 여러 성분을 고용량으로 복용하는 개인 실험이 가능한 반면, 한국에서는 건강기능식품 기준과 의약품 허가 기준이 명확히 분리되어 있어, 특정 성분의 용량을 그대로 재현할 수도 없다. 즉, 커즈와일 포뮬러를 현대 한국의 시스템 안에서 복제하려면 상당한 수정이 필요하며, 그 과정에서 기전의 연속성이나 효율까지 다르게 설계해야 한다.

두 번째 문제는 안전성이다. 의사로서 매일 환자들의 약물·영양제 복용 이력을 확인하다 보면, 성분 자체는 유익하지만 장기 복용 시 오히려 위험 요소가 될 수 있는 것들도 많다는 사실을 확인하게 된다. 예를 들어 철분과 구리는 인체에 필수적인 미네랄이지만 축적 독성이 있다. 특히 철은 활성산소를 만드는 Fenton 반응에 관여하기 때문에, 혈중 철 농도가 필요한 범위를 넘어서면 심장·간·혈관에서 산화 스트레스가 더 빠르게 증가할 위험이 있다. 구리 역시 장기 축적 시 산화 손상을 유발할 수 있으며, 일부 환자들에게는 간독성 위험까지 증가시킬 수 있다. 커즈와일은 다양한 미네랄을 사용했지만, 현대인은 식사에서 이미 충분한 미네랄을 섭취하고 있고, 중복 섭취로 인한 위험성을 무시할 수 없다. 게다가 대부분의 사람은 정기적으로 혈액 검사를 하며 미네랄 농도를 모니터링하지 않는다. 커즈와일은 본인의 건강 상태를 수십 년간 면밀히 추적하며 데이터를 관리했지만, 일반인은 그럴 수 없다. 이런 현실적 차이는 장수 전략의 안전성 구조를 완전히 바꾸어 놓는다.

세 번째 문제는 지속 가능성과 행동 심리학적 장벽이다. 수많은 환자를 만나면서 느끼는 점은, 사람은 아무리 좋은 정보를 알고 있어도 그것을 유지하는 능력이 제한적이라는 사실이다. 운동도, 식습관도, 수면 패턴도 마찬가지다. 의학적으로 완벽한 루틴이라 해도, 생활 속에서 실천되지 않으면 아무 의미가 없다. 사람은 바쁘고 피곤하며 스트레스에 취약하고, 가족과 직장의 일정에 따라 루틴이 쉽게 무너진다. 하루 100알 영양제는 엄청난 의지를 요구한다. 매일, 아침과 저녁에, 식후인지 식전인지까지 고려하며 이 모든 알약을 정확히 나누어 먹는 것은 대부분의 사람에게 거의 불가능에 가깝다. 심리적 부담도 매우 크다. 알약이 많아질수록 사람은 "내가 지금 과도하게 뭔가에 의존하고 있는 것 아닌가?"라는 불편함을 느끼고, 결국 멈추게 된다. 장기 복용을 위해서는 반드시 '심리적 저항을 최소화하는 구조'가 필요하지만, 커즈와일의 전략은 그 점을 고려하지 않았다.

네 번째 문제는 경제적 부담이다. 커즈와일의 영양제 루틴을 그대로 따라 하려면 월별 비용이 상상을 초월한다. 실제 계산을 해 보면 한

달에 100만 원이 넘는 경우도 흔하다. 일부 고급 영양제는 개별 제품 만으로도 상당히 고가이며, 이들을 매일 100알씩 먹는다면 일반인의 경제적 능력으로는 도저히 감당할 수 없다. 환자들에게 영양제를 추천할 때 가장 많이 듣는 말 중 하나가 바로 "이걸 계속 먹어야 하나요?" 이다. 건강 관리의 핵심은 단기간의 스파크가 아니라 장기간의 일관 성이다. 경제적으로 지속할 수 없는 루틴은 아무리 과학적으로 훌륭 하더라도 결국 중단된다.

다섯 번째 문제는 복잡성 그 자체이다. 사람은 단순한 것을 잘 유지 한다. 단순한 구조는 기억하기 쉽고 부담이 적다. 그러나 복잡한 루틴 은 그 자체로 피로감을 유발하고, 심리적 장벽을 만들어 일상을 방해 한다. 아침에 일어나 정신없이 출근 준비를 하는 상황에서 8~10개의 작은 병에서 각각 몇 알씩 꺼내어 복용하는 과정은 엄청난 번거로움이 다. 점심 약속으로 식사 시간이 예상보다 늦어지거나, 출장으로 비행 기를 타거나, 아이를 챙기느라 정신이 없으면 복용 루틴은 쉽게 무너 진다. 하루 정도 루틴이 깨지면 사람은 의외로 쉽게 포기한다. "어제 못 먹었으니, 오늘도 그냥 넘어가자"라는 생각이 들기 때문이다. 복잡 성은 장수 전략의 적이며, 단순화는 그 자체로 강력한 치료 전략이다.

여섯 번째 문제는 현대인의 라이프스타일과 맞지 않음이다. 커즈와 일은 자기 시간과 루틴을 자유롭게 설계할 수 있는 사람이다. 하지만 대부분의 사람은 그렇게 살 수 없다. 하루 일정은 직장, 가족, 업무, 사회적 관계에 따라 끊임없이 변화하고, 스트레스와 수면 부족, 불규칙한 식사와 간식, 운동 부족 등이 노화 기전을 계속해서 악화시킨다. 현대인의 몸은 과학적으로만 설계된 루틴을 받아들이기 어려운 환경에 있다. 장수 전략은 오히려 복잡한 구조에서 멀어져야 하고, 일상적 변수 속에서도 흔들리지 않는 구조를 가져야 한다. 커즈와일의 100알 전략은 너무 완벽해서, 오히려 현실과 충돌했다.

마지막으로 중요한 문제는 "기전의 과도한 중복이 실제로 필요한가?"라는 본질적인 질문이다. 커즈와일의 중복 전략은 당시에는 의미가 있었지만, 오늘날 영양과학의 발전은 "최소 성분으로 최대 기전을 작동시키는 조합"을 설계할 수 있게 만들었다. 과거에는 여러 스위치를 중첩해야만 안전망이 생겼지만, 이제는 각 기전의 핵심 조절자를 정확히 알고 있기 때문에 복잡한 중복이 필요하지 않다. 즉, 100알은 과거 시대의 제약을 반영한 결과이지, 오늘날 최적의 전략은 아니다.

이 모든 문제점은 결국 한 가지 결론을 향해 수렴한다. 커즈와일의 포뮬러는 뛰어난 철학적 가치를 갖고 있지만, 그것을 그대로 현실에 도입하기에는 너무 많은 충돌이 존재한다는 사실이다. 그렇기 때문에 우리는 커즈와일을 모방하는 것이 아니라, 그의 철학을 '현대적 조건 속에서 재해석'해야 한다. 그 재해석의 핵심이 바로 '본질적인 기전만 추려 내고, 중복을 제거하며, 안전성과 지속 가능성을 중심에 둔 단순화 전략'이 필요하다.

5-4. 12알로 재설계하기
— J12 Formula의 철학적 원칙

커즈와일의 하루 100알 포뮬러는 불가능한 전략이 아니었다. 다만 그 전략은 커즈와일이라는 개인, 즉 수십 년 동안 자신의 몸을 실험실처럼 다루며 혈액 검사·유전자 검사·대사 분석을 끊임없이 반복해 온 사람에게만 가능한 방식이었다. 그러나 환자들의 삶을 매일 마주하다 보면, 커즈와일의 전략이 대다수 사람에게 얼마나 현실과 맞지 않는지 너무 잘 알게 된다. 영양제는 치료가 아니라 관리이고, 관리는 일상이 되어야 한다. 일상이 되려면 반드시 단순해야 하고, 심리적 저항이 없어야 하며, 스스로를 억지로 밀어붙이지 않아도 자연스럽게 유지될 수 있어야 한다. 그렇기 때문에 커즈와일의 포뮬러를 그대로 모방하는 대신, 그의 철학을 유지하면서도 현대인의 생활 속에서 실제로 지속 가능한 구조로 완전히 재설계하는 작업이 필요했다. 이것이 바로 J12 Formula의 시작이었다.

J12는 단순히 숫자만 줄인 포뮬러가 아니다. 오히려 12알이라는 숫자는 마지막에 나온 결과일 뿐, 처음부터 목표가 아니었다. 처음의 목표는 커즈와일이 말한 '기전을 놓치지 않는 전략'을 그대로 유지하면서, 안전성·지속 가능성·효율성을 기준으로 재설계하는 것이었다. 그래서 성분을 "하나씩 넣을까 말까" 고민하는 방식이 아니라, 각 성분을 "어떤 기전을 담당하는가"를 중심으로 살펴보는 방식이 필요했다.

즉, 성분 중심 설계에서 기전 중심 설계로의 전환이었다. 여기서 J12
는 기전 12개가 아니라, "기전을 지탱하는 12개의 축"이라는 의미에
훨씬 가깝다. 이 12개의 축은 서로 겹치고 연결되기도 하지만, 각각이
특정 회로를 담당하며 '노화의 속도'를 조절하는 스위치 역할을 한다.

설계의 첫 번째 원칙은 "중복된 기전의 통합"이었다. 커즈와일의 포
뮬러에는 매우 의미 있는 중복이 많았다. 항염증 경로를 여러 각도에
서 잡기 위해 커큐민·보스웰리아·케르세틴·레스베라트롤 등 다양
한 조합이 들어 있었고, 항산화 경로에서도 여러 스위치가 중첩되어
있었다. 하지만 현대 영양과학의 발전으로 우리는 기전의 핵심 조절
자(Core Regulator)를 파악할 수 있게 되었다. 예를 들어 항염증의 중
심축은 NF-κB 억제인데, 이 기전을 가장 효율적으로 조절하는 성분이
커큐민이라는 사실은 이미 수많은 연구를 통해 밝혀져 있다. 항산화
기전에서도 비타민 C·비타민 E·셀레늄·ALA를 적절히 조합하면 글
루타치온 회로까지 포괄적으로 활성화할 수 있다. 즉, 예전에는 같은
기전을 여러 성분으로 나눠 담아야 했지만, 오늘날에는 '핵심 1~2개
성분'만으로 동일한 회로를 충분히 자극할 수 있다. 그래서 J12는 중복
을 제거하고 기전의 핵심 조절자만 남기는 방식으로 설계되었다.

두 번째 원칙은 "안전성과 장기 복용 가능성"이다. 영양제는 단기간
에 폭발적 효과를 기대하는 도구가 아니라, 장기간 천천히 기전을 유
지하는 도구다. 그렇기 때문에 일부 성분은 장기 복용 시 축적 독성을

고려해야 한다. 철과 구리, 망간 같은 금속 미네랄은 부족하면 문제가 되지만, 과잉 섭취도 동일하게 위험할 수 있다. 혈액 검사를 보면 실제로 비타민·미네랄 과다 섭취로 인한 이상 수치를 가진 사람들도 적지 않다. 예를 들어 철분은 활성산소를 증가시키고 심장과 간에 부담을 줄 수 있으며, 구리는 과다 복용 시 산화 스트레스를 유발할 수 있다. 그렇기 때문에 J12에서는 이러한 금속 미네랄을 의도적으로 포함하지 않는다. 만약 특정 미네랄 결핍이 있는 사람이라면 영양제로 해결할 것이 아니라 혈액 검사 후 맞춤형 처방을 받는 것이 더 바람직하다. J12는 개인의 위험을 줄이면서도 보편적으로 안전한 포뮬러가 되기 위해 이러한 성분을 제외했다.

세 번째 원칙은 "현실 속에서 유지될 수 있는 구조"다. 장수 전략은 결국 루틴이며, 루틴은 일상 속에서 손쉽게 반복될 때 효과가 나온다. 나는 환자들이 운동 루틴을 3일 유지하는 것조차 얼마나 어려워하는지 잘 알고 있다. 영양제도 마찬가지다. 특히 여러 개 병에서 알약을 꺼내 먹는 복잡한 구조는 지속 가능성을 크게 떨어뜨린다. 그래서 J12는 반드시 아침팩 6알, 저녁팩 6알로 간단히 분리되어야 했다. 포뮬러는 단순해야 하고, 하루에 두 번만 루틴으로 넣으면 되고, 알약의 개수는 기억하기 쉬운 숫자여야 한다. 단순함은 과학이 아니라 심리학이며, 이 심리적 단순함이 J12의 핵심 설계 요소다.

네 번째 원칙은 "시간 기반 기전 최적화", 즉 아침과 저녁에 서로 다른 기전을 활성화하는 전략이다. 아침은 대사가 켜지고 NAD가 증가하며, 미토콘드리아가 활동을 시작하는 시간이다. 이때 필요한 것은 에너지 생산·활성산화 방어·세포 회복 준비다. 반면 저녁은 회복과 정리의 시간이고 염증을 낮추고 활성산소를 제거하고, 장내미생물을 안정시키고, 근육과 신경을 이완시켜 수면의 질을 높여야 한다. 이 생체 리듬을 무시하고 모든 성분을 한 번에 섞어 먹는 것은 효율적으로 설계된 루틴이라고 볼 수 없다. 커즈와일은 100알을 하루 종일 나누어 먹는 방식으로 생체리듬을 어느 정도 고려했지만, J12는 이 리듬을 현대인의 일상에 맞게 다시 재구성했다. 아침 Essential Pack은 "대사 엔진을 켜는 기전", 저녁 Restore Pack은 "손상된 회로를 회복시키는 기전"이라는 명확한 역할을 가진다.

다섯 번째 원칙은 "논란이 있는 성분은 보조 전략으로 분리한다"는 철학이다. 특히 레시틴이 그렇다. 레시틴은 세포막 구성, 간 대사, 뇌 기능에 중요한 역할을 하지만 매일 복용할지, 주기적으로 복용할지에 대한 전문가 의견이 분분하다. 특히 TMAO 문제로 인해 레시틴의 매일 복용을 주저하는 전문가도 있다. 그렇기 때문에 J12는 레시틴을 기본 12알에 포함시키는 대신 'Pulse Pack' 형태로 월 2일만 복용하는 방식으로 전략적으로 분리했다. 이렇게 하면 레시틴의 장점을 유지하면서도 매일 복용해야 하는 부담을 제거할 수 있고, J12라는 루틴의 단순성을 해치지 않을 수 있다. 이것은 포뮬러 설계에서 매우 중요한 철학적 선택이다. "좋은 성분이라도 논란이 있다면 보조 전략으로 분리한다"는 원칙은 J12의 안전성과 단순성을 유지하는 데 큰 역할을 한다.

여섯 번째 원칙은 "성분보다 기전이 우선한다"는 절대적 기준이다. 많은 사람이 영양제에 대해 이야기할 때 성분 이름에 집착한다. "커큐민이 좋나요?", "프로바이오틱스를 꼭 먹어야 하나요?", "코엔자임Q10은 어떤 회사가 좋나요?"처럼 성분 자체에 집중한다. 그러나 의사로서 보면 중요한 것은 성분이 아니라 기전이다. 왜 커큐민이 필요한가? 왜 NAD 회복이 중요한가? 왜 장내미생물이 노화와 관련되는가? 그 질문의 답을 알면 성분 선택은 자연스럽게 결정된다. J12는 성분 중심의 포뮬러가 아니라 기전 중심의 포뮬러다. 12알이라는 숫자는 단지 그 기전을 가장 효율적으로 자극할 수 있는 성분 조합의 결과일 뿐이다.

마지막 설계 원칙은 "커즈와일의 철학은 유지하되 시대의 과학으로 재설계한다"는 것이다. 커즈와일의 장점은 시대를 앞서갔다는 것이지만, 동시에 그의 전략 중 일부는 "당시 과학이 가진 한계"를 그대로 반영하고 있다. NAC나 NMN처럼 논란이 있는 성분, 과도한 중복 구조, 안전성 검증이 부족한 고용량 조합 등은 오늘날의 관점에서 보면 수정이 필요하다. J12는 커즈와일의 철학을 해치지 않으면서, 최신 과학을 반영해 기전의 불필요한 중복을 없애고 안전성을 높이고 생체리듬에 맞춘 효율적 구조로 재조립했다. 이는 단순한 요약이 아니라 재해석이며, 단순한 축소가 아니라 재설계다.

이 6가지 설계 원칙을 통합한 결과가 바로 J12 Formula다. J12는 커즈와일의 100알을 대체하는 포뮬러가 아니라, 그 철학을 오늘의 기준으로 다시 그린 새로운 설계도이다. J12는 커즈와일의 기전 기반 접근법을 유지하면서도 현대인이 실제로 일상 속에서 실천할 수 있게 만든 전략이다. 그것은 영양제의 조합이 아니라 "노화 기전을 늦추고 생물학적 나이를 관리하는 시스템"이다.

6장

12개 핵심 영양소의 과학적 근거

6-1. 12개 포뮬러의 과학
― 근거의 무게를 견디는 전략만이 살아남는다

앞 장들에서 우리는 인간의 생명 시스템을 구성하는 최소 작동 단위가 어떻게 12개의 포뮬러로 정리될 수 있는지, 그리고 이 포뮬러가 커즈와일의 전략을 단순히 축소한 것이 아니라 현대 생명과학과 임상 경험, 나아가 동양인의 대사 특성까지 반영해 재구성된 새로운 설계도라는 사실을 확인했지만, 어떤 전략이든 그 전략이 실제로 장기적인 건강수명 연장에 기여하려면 과학적 근거가 뒷받침되어야 하며, '좋다더라'는 경험적 믿음이나 마케팅 문구만으로는 인간의 생명 시스템이라는 복잡한 구조를 안정적으로 관리할 수 없다는 점에서, 이 장은 지금까지 정리한 12개의 포뮬러가 실제 연구에서 어느 정도의 근거를 가지고 있으며, 어떤 효과가 어느 수준에서 관찰되었고, 그 과정에서 발견된 허점과 한계가 무엇인지까지 명확히 밝히는 역할을 한다.

영양제의 세계는 수많은 상업적 메시지와 과장된 주장, 미디어의 단편적 정보가 뒤섞여 있어, 독자는 자칫하면 과학의 언어와 마케팅의 언어를 구별하지 못한 채 선택을 하게 되고, 이는 장기적 건강관리에서 오히려 역효과를 가져올 수 있지만, 이번 장에서는 최신 연구들의 정량적 데이터와 메타분석, 무작위 대조군 연구(RCT), 장기 추적 연구 등을 중심으로 각 포뮬러의 기반을 하나씩 점검하여, 독자가 장수 전략을 선택할 때 단순한 인상이 아니라 '근거의 무게'를 기준으로 판단할 수 있도록 돕는다.

이 장은 특정 성분을 맹목적으로 찬양하는 장이 아니라, 과학이 말하는 최적의 경계선을 확인하는 장이며, 효과가 입증된 성분은 왜 효과가 있는지, 효과가 제한된 성분은 왜 그 한계에 부딪히는지를 설명함으로써, 독자가 12개 포뮬러를 더욱 깊이 이해하고, 자신의 신체에 맞는 전략을 설계할 수 있는 실질적 지식을 갖게 한다. 이제 첫 번째 영역인 '항염·항산화' 포뮬러부터 시작한다.

6-2. 항염·항산화
― 염증의 기저선을 낮추는 전략의 과학

염증은 인간의 모든 노화 경로에서 출발점처럼 작용하며, 염증 반응이 높아지면 DNA 손상은 증가하고, 미토콘드리아 기능은 저하되며, 혈관은 경직되고, 대사 경로는 비효율적으로 변하고, 장내미생물 생태는 불안정해지며, 결국 인간은 생리적 나이를 생물학적 나이보다 더 빠르게 소비하게 되는데, 이처럼 염증은 노화를 촉발시키는 '기본 불씨'이기 때문에 항염·항산화 포뮬러는 12개 핵심 포뮬러 중에서도 가장 중요한 축 중 하나로 자리 잡는다. 그러나 항염·항산화라고 해서 모든 성분이 동일한 효과를 가지는 것은 아니며, 실제 연구에서는 성분마다 작동 메커니즘, 효과의 크기, 사람 연구에서의 재현성 등에서 극명한 차이가 존재한다.

항염·항산화 포뮬러의 중심에 있는 대표적 성분으로 오메가3 지방산을 들 수 있는데, 오메가3는 수천 명을 대상으로 한 무작위 대조군 연구와 메타분석에서 염증 지표인 CRP(C-Reactive Protein)를 평균 15~25% 감소시키는 효과가 반복적으로 관찰되었으며, 혈관내피 기능을 개선하고, 혈압을 낮추며, 심혈관질환의 위험도를 유의하게 줄이는 결과가 다수 보고되었다. 특히 고감도 CRP(hs-CRP) 감소 효과는 중년과 고령층에서 더욱 뚜렷해, 기저 염증 수준이 높은 사람일수록 오메가3에 의해 염증 지표가 더 크게 감소하는 경향이 있으며, 이는 항염 포뮬러의 기본 축이 왜 오메가3인지에 대한 과학적 근거를 제공한다.

커큐민 역시 강력한 항염 성분으로 알려져 있는데, 커큐민은 NF-κB 신호 경로 억제를 통해 염증성 사이토카인의 생성 자체를 낮추는 작용을 하며, 메타분석에서는 커큐민이 CRP와 IL-6를 각각 평균 20~30% 감소시키는 효과가 관찰되었다. 다만 생체이용률이 낮아 고흡수 제형을 사용해야만 임상적 효과가 나타난다는 제한점이 있어, 이 성분은 충분한 용해 기술을 적용한 형태로 선택하는 것이 중요하다. 커즈와일 전략에서 커큐민이 꾸준히 포함되는 이유는 항산화 기능뿐 아니라 염증 유발 유전자 발현 자체를 억제하는 '상위 경로 조절' 효과 때문이다.

쿼르세틴은 혈관 염증 반응을 낮추는 데 탁월한 성분으로, 여러 연구에서 동맥경직도 감소, 내피 기능 개선, 산화 스트레스 지표 감소가 확인되었으며, 일부 연구에서는 혈압을 3~5mmHg 정도 낮추는 효과도 보고되었다. 특히 한국인처럼 나트륨 섭취량이 높은 인구에서 혈관 기능 회복 효과는 더 뚜렷하게 나타날 수 있어, 항염·항산화 포뮬러 내에서 중요한 보조 축 역할을 한다.

항산화 영역에서는 비타민 C·E 같은 고전적 항산화제보다 NAC, 글루타티온 전구체, 알파리포산처럼 간접 항산화를 촉진하는 성분의 근거가 더 강해지고 있는데, 이는 단순히 활성산소를 직접 제거하는 방식보다 신체의 내재적 항산화 시스템을 활성화하는 방식이 장기적으로 더 안정적이고 효과적이기 때문이다. NAC는 글루타티온 생합성의 전구체로 작용해, 세포가 스스로 항산화 능력을 높일 수 있게 돕고, 일부 연구에서는 NAC 보충이 산화 스트레스 지표를 25~40%까지 감소시키는 결과가 보고되었다. 알파리포산 역시 미토콘드리아 내 항산화 시스템을 강화하며 염증 지표와 산화 스트레스를 동시에 낮추는 성분으로, 당대사 장애가 있는 사람에서 더욱 뚜렷한 개선 효과가 나타난다.

그러나 항염·항산화 포뮬러에도 허점은 존재한다. 일부 식물성 항산화제는 세포 실험에서는 강력한 효과를 보이지만, 인간 연구에서는 그 효과가 거의 나타나지 않거나 생체이용률이 지나치게 낮아 의미 있는 수준으로 활성화되지 않는 경우가 많고, 특정 항산화제를 고용량으로 복용할 경우 몸의 내재적 항산화 시스템이 오히려 억제되어 장기적인 균형을 깨뜨릴 가능성도 제기된다. 즉 항산화는 반드시 필요하지만 '많을수록 좋다'는 공식은 적용되지 않으며, 항염·항산화 포뮬러는 적절한 용량과 기전 기반 선택이 필수적이다.

이처럼 항염·항산화 포뮬러는 염증의 기저선을 낮추고 생명 시스템이 안정된 상태에서 작동하도록 돕는 가장 기본적인 장수 전략이며, 커즈와일이 어떤 성분을 선택했는지는 중요하지 않다. 중요한 것은 그 성분들이 어떤 경로를 조절하며, 실제 인간 연구에서 어떤 결과를 보였고, 그 효과가 어떤 조건에서 재현되는지를 이해하는 것이며, 이 장에서 제시하는 데이터는 이러한 판단을 가능하게 하는 과학적 기반을 제공한다.

6-3. 미토콘드리아 강화
— 생명 에너지의 엔진을 되살리는 전략의 과학

미토콘드리아는 인간 세포의 에너지 공장에 해당하는 구조물이지만 단순히 ATP를 생산하는 기능 이상의 의미를 갖고 있으며, 에너지 대사, 세포 사멸 조절, 활성산소 생성 조절, 면역 반응 조절, 염증 경로 활성화 억제, DNA 복구 능력 유지 등 다양한 생명 활동의 근본을 담당하는 핵심 기관으로 작동한다. 노화가 진행된다는 것은 미토콘드리아 기능이 저하된다는 뜻과 거의 동일하게 해석될 수 있을 정도로, 미토콘드리아는 인간의 생물학적 나이를 결정하는 가장 중요한 축으로, 연구자들은 이를 '노화의 시동 스위치'라고 부를 정도로 중요하게 바라보고 있다. 이처럼 미토콘드리아 기능이 노화의 전체 속도를 결정하기 때문에, 커즈와일이 100개의 영양제를 선택할 때 가장 위쪽에 배치한 성분들은 대부분 미토콘드리아 회로를 강화하거나 손상된 미토콘드리아를 회복시키는 기전에 관여하는 것들이며, 이는 12개 포뮬러 중 미토콘드리아 포뮬러가 가장 근본적 축으로 자리 잡은 이유이기도 하다.

미토콘드리아 기능을 강화하는 대표적인 성분으로 NMN과 NR 같은 NAD 증가제가 주목받고 있는데, NAD는 세포가 에너지를 생산하고 DNA를 복구하는 데 필수적인 조효소로, 나이가 들면서 급격히 감소하는 경향을 보이며, 50세 이후에는 젊을 때의 절반 이하 수준으로 떨어지는 경우도 드물지 않다. 여러 인체 연구에서 NMN과 NR을 복용한 참가자들은 실제로 혈중 NAD 수치가 평균 40~70% 상승했으며, 근육 기능·신진대사·수면 질·피로감 개선 등의 긍정적 변화가 관찰되었다. 특히 일본 게이오대학교의 연구에서는 NMN을 12주 동안 복용한 고령자에서 보행 속도와 하지 근력, 인지 처리 속도가 유의미하게 개선되는 결과가 보고되었는데, 이는 미토콘드리아 기능 회복이 단순한 에너지 증가를 넘어 신체 기능 전체에 긍정적 영향을 미칠 수 있음을 보여 준다.

코엔자임 Q10(CoQ10)은 미토콘드리아 전자전달계를 구성하는 필수적 성분으로, 나이가 들수록 감소하여 세포의 에너지 생산 능력을 저하시킨다. 다수의 무작위 대조군 연구에서 CoQ10 보충은 피로감 감소, 심혈관 기능 개선, 운동능력 증가 등의 효과를 보였으며, 특히 스타틴을 복용하는 환자에서 발생하는 근육통을 25~30% 정도 완화시키는 것으로 확인되었다. 커즈와일이 CoQ10을 장기간 복용하는 것은 단순한 항산화 때문이 아니라, 미토콘드리아 회로에서 '에너지 전달 효율'을 직접적으로 회복시키는 물질이기 때문이다.

PQQ(피롤로퀴놀린퀴논)는 미토콘드리아 생합성, 즉 새로운 미토콘드리아 생성에 관여하는 성분으로, 실험 연구에서는 미토콘드리아 수 자체가 증가하는 현상이 보고되고 있으며, 인체 연구에서도 피로 개선과 뇌 기능 안정에 긍정적인 변화가 관찰되었다. 특히 2021년 발표된 연구에서는 PQQ 복용 군에서 스트레스 호르몬인 코르티솔 수치가 유의하게 감소했으며, 수면 질 역시 개선되는 결과가 나타나, 미토콘드리아 강화가 불안·우울·수면 장애 같은 신경계 기능에도 영향을 미친다는 점이 확인되었다.

마그네슘 또한 미토콘드리아 기능과 밀접한 관계가 있는데, 마그네슘은 ATP 형성 과정에서 필수적인 조효소로 작용하며, 부족할 경우 미토콘드리아의 에너지 생산이 저하되고 신경계 과흥분 상태가 지속되며, 피로감·수면장애·근육 경련·불안 등 다양한 증상이 나타날 수 있다. 한국인은 마그네슘 섭취량이 서구 국가보다 낮은 편이기 때문에, 마그네슘은 한국형 커즈와일 포뮬러에서 더 중요한 비중을 차지한다.

알파리포산(ALA) 역시 미토콘드리아 내 항산화 시스템을 강화하는 중요한 성분으로, 특히 당대사 장애가 있거나 인슐린 저항성이 높은 사람에서 더욱 뚜렷한 효과를 보인다. 여러 인체 연구에서 ALA는 인슐린 민감도를 개선하고, 혈당 조절 능력을 향상시키며, 말초신경 기능 회복에도 일부 긍정적 효과를 보였는데, 이는 미토콘드리아가 손상된 조직에서 기능 회복을 촉진할 수 있음을 나타낸다.

그러나 미토콘드리아 포뮬러 역시 허점이 존재한다. NAD 증가제 (NMN, NR)는 비교적 짧은 기간의 인체 연구가 주를 이루어 장기 복용의 안전성이 완전히 확립되었다고 보기 어렵고, 일부 동물 연구에서는 NAD 증가가 특정 종양 환경에서 성장 신호를 강화할 가능성이 제기된 바 있으며, 이는 무조건적인 고용량 복용이 바람직하지 않음을 의미한다. 또한 PQQ 역시 간 기능이 약한 사람에서 드물지만 소화기 불편감을 유발할 수 있어, 초기에 용량을 조절하는 과정이 필요하다. 미토콘드리아 강화 전략은 강력하지만 그만큼 조심스럽게 사용되어야 한다는 점에서, 한국형 포뮬러에서는 과학적 근거뿐 아니라 안전성과 대사 특성까지 고려하는 정밀한 균형이 요구된다.

그럼에도 불구하고 한 가지 사실은 분명하다. 인간의 노화는 미토콘드리아 기능 저하에서 출발하고, 회복력·대사·인지·면역·혈관 기능까지 모든 영역은 미토콘드리아의 안정성과 직결되기 때문에, 커즈와일 전략의 핵심이 미토콘드리아에 있었던 것은 결코 우연이 아니다. 12개 포뮬러 중 미토콘드리아 포뮬러가 가장 앞에 위치하는 이유는 바로 생명 시스템의 가장 근본적인 '전원 스위치'를 관리하는 전략이기 때문이다.

6-4. 대사 · 혈당 · 지방간
— 동양인의 생리적 약점을 보완하는 전략의 과학

대사 기능은 인간의 생명 시스템 전체를 연결하는 중심 회로로, 혈당 조절 능력과 인슐린 민감도, 지방간 발생 여부, 지질 균형과 혈압의 미세한 변화까지 모두 서로 얽혀 하나의 네트워크처럼 작동하며, 이 네트워크가 안정되면 인간의 생리적 나이는 천천히 흐르지만, 이 회로가 흐트러지기 시작하면 미토콘드리아 기능은 저하되고 염증 기저선은 상승하며 신경 · 호르몬 체계는 불안정해지고 장내미생물 생태 역시 빠르게 변형되기 때문에, 대사 회로는 장수 전략에서 그 비중이 결코 과소평가될 수 없는 가장 중요한 축 중 하나다. 특히 한국인을 포함한 동아시아인은 서구인보다 인슐린 민감도가 낮고, 탄수화물 섭취 비중이 높아 혈당 변동이 큰 편이며, 내장지방의 축적 속도가 빠르고 비알코올성 지방간(NAFLD)이 잘 발생하는 대사적 특징을 갖고 있어, 커즈와일의 서양형 전략을 그대로 적용할 경우 대사 안전성이 오히려 저하될 위험도 존재한다.

대사 회로를 개선하는 대표적인 성분 중 하나는 베르베린(Berberine)인데, 베르베린은 메트포민과 유사한 AMPK 활성화 작용을 통해 간의 포도당 생성 억제, 말초 조직의 포도당 흡수 증가, 인슐린 민감도 향상 등 다양한 대사 개선 효과를 발휘하며, 메타분석에서는 공복혈당을 평균 20~30mg/dL 낮추고, HbA1c를 0.3~0.9% 감소시키며, 중성지방 수치를 15~25% 낮추는 결과가 반복적으로 관찰되었다. 한국과 중국에서 시행된 연구들에서도 베르베린은 지방간의 지방 축적도를 유의하게 감소시키는 결과를 보여, 동아시아인의 대사 체질과 특히 높은 친화도를 보이는 성분으로 평가된다. 커즈와일 전략에서 베르베린이 자주 언급되는 이유도 이런 근거 기반의 대사 효과 때문이다.

또 다른 핵심 성분은 폴리코사놀(Policosanol)로, 이는 간에서 콜레스테롤 합성을 조절하는 작용을 하며 HDL 증가, LDL 감소, 혈관 내피 기능 개선 효과가 보고되었는데, 특히 쿠바 연구팀이 수행한 장기 연구에서는 LDL 콜레스테롤이 평균 20~25% 감소하고 HDL은 10% 이상 증가하는 결과가 나타났다. 다만 폴리코사놀 연구는 국가별 차이가 존재하며, 일부 서구 연구에서는 그 효과가 뚜렷하게 재현되지 않은 경우도 있어, 한국형 포뮬러에서는 이를 "필수"가 아닌 "선택적 보조 축"으로 배치하되, 간 기능과 혈관 기능이 취약한 사람에게는 유의미한 옵션이 될 수 있다.

대사 회로에서 중요한 또 다른 성분은 나이아신(비타민 B3)인데, 이는 NAD 생합성 경로의 전구체로서 작용하며, 지질 조절 효과와 함께 혈관 확장, 염증 감소, 미토콘드리아 활성화 등에 긍정적인 영향을 미친다. 고용량 나이아신은 HDL을 강하게 상승시키는 효과가 있기로 유명하며, 일부 연구에서는 HDL이 15~35%까지 증가한 사례도 보고되었다. 그러나 고용량 나이아신은 '홍조(Flushing)'라는 부작용과 간 효소 상승 가능성을 동반하기 때문에, 고용량 전략은 반드시 전문적 모니터링이 필요하며, 한국형 포뮬러에서는 저·중간 용량의 나이아신을 보조 축으로 활용해 안전성을 유지하는 방식이 더 적합하다.

이외에도 레스베라트롤은 SIRT1 활성화와 항염·항산화·혈당 조절 등에 긍정적 영향을 미치는 것으로 알려져 있으며, 인체 연구에서는 인슐린 민감도 개선과 혈관 내피 기능 향상이 보고되었다. 다만 레스베라트롤 역시 생체이용률이 낮기 때문에, 실질적 효과를 기대하려면 충분한 용해 기술이 적용된 형태를 선택하는 것이 중요하다. 알파리포산(ALA)은 대사 장애가 있는 환자에서 인슐린 저항성을 개선하고, 지방간 수치를 낮추는 효과가 보고된 바 있으며, 특히 당대사 장애 환자에서 더욱 강한 기능 회복을 보이는 성분으로 평가된다.

한국인의 대사 특성과 강하게 연관된 또 하나의 축은 비타민 D인데, 한국인의 비타민 D 결핍률은 60~80%로 매우 높은 편이며, 비타민 D는 단순한 뼈 건강을 넘어 인슐린 분비 조절, 지방간 발생 억제, 염증 조절, 면역 균형 안정 등 다양한 대사 과정에 관여한다. 연구에서는 비타민 D 수치가 충분한 사람은 지방간 발생률이 30~40% 낮고, 대사증후군 위험도는 20% 이상 낮다는 보고가 있으며, 이는 한국형 포뮬러에서 비타민 D가 기본 축으로 자리 잡는 근거가 된다.

그러나 대사 포뮬러에도 분명한 한계가 존재한다. 베르베린은 위장 장애를 유발하는 경우가 적지 않고, 나이아신은 고용량에서 부작용이 쉽게 나타나며, 레스베라트롤은 인체 효과가 다소 불안정하고, 폴리코사놀은 연구 간 일관성이 부족하다는 문제가 있다. 즉 대사 포뮬러는 강력한 효과를 내는 성분들이 많지만, 적절한 용량 선택과 안전성 모니터링이 필수적이며, 특히 한국인은 지방간과 인슐린 문제에 취약하므로 포뮬러의 구성과 용량을 더욱 정교하게 조정해야 한다.

종합하면, 대사·혈당·지방간 포뮬러는 단순히 혈당을 낮추기 위한 전략이 아니라, 동양인의 생명 시스템에서 가장 취약한 회로를 보강해 전체 생명 시스템을 안정시키는 핵심 전략이며, 커즈와일 전략을 한국인에게 적용하려면 반드시 이 축을 중심축으로 재정렬할 필요가 있다. 대사 안정성은 단순한 숫자의 문제가 아니라 노화 속도를 결정하는 문제이기 때문이다.

6-5. 뇌·시각·인지 기능
— 생명의 정보처리 시스템을 보존하는 전략의 과학

뇌와 시각 시스템은 인간이 외부 세계를 인지하고 해석하며 반응하는 과정의 중심에 위치한 구조로, 시각은 뇌 기능의 확장된 일부이자 뇌가 외부 세계와 소통하는 가장 강력한 감각 통로이며, 따라서 뇌·시각·인지 기능은 별개의 체계가 아니라 하나의 거대한 정보처리 네트워크로 작동한다. 이 네트워크는 나이가 들면서 미세한 손상들이 서서히 축적되는데, 미토콘드리아 기능 저하, 염증성 사이토카인 증가, 혈관 미세순환 저하, 신경전달 물질 불균형, 망막 신경절세포(RGC)와 시신경 축삭의 손상 등이 복합적으로 영향을 미쳐, 결국 기억력 저하·집중력 저하·시력 저하·반응 속도 감소 등 다양한 인지 문제로 나타난다. 이러한 변화는 단순한 노화 과정처럼 보이지만 실제로는 생화학적 경로의 구조적 붕괴가 시작되었음을 의미하기 때문에, 장수 전략에서 뇌·시각·인지 기능을 보존하는 일은 신체 기능 유지 이상으로 '삶의 질' 전체를 유지하는 핵심적 요소라고 할 수 있다.

뇌·시각·인지 기능을 보강하는 대표적인 성분으로 오메가3의 DHA가 있다. DHA는 신경세포막을 구성하는 주요 지방산으로, 뇌 회백질의 지방산 중 약 40%를 차지할 만큼 신경세포의 안정성과 정보 전달 능력에 직접적인 영향을 미친다. 여러 연구에서 DHA 보충은 기억력과 학습 능력, 처리 속도를 향상시키는 효과가 보고되었으며, 특히 노화로 인해 감소하는 시냅스 가소성(Plasticity)을 회복시켜 인지 저하 속도를 늦추는 데 유의미한 영향을 미쳤다. 눈의 경우 망막은 뇌의 일부로 간주되는 조직이기 때문에 DHA는 시세포의 구조와 기능 유지에도 필수적이며, 연구에서는 DHA 수치가 높은 사람일수록 황반 변성 발생 위험이 30% 이상 낮다는 결과도 보고되었다.

두 번째로 중요한 성분은 포스파티딜콜린(PC)과 포스파티딜세린(PS) 같은 인지 기능을 보조하는 인지질 성분들인데, 이들은 신경세포막의 유연성과 신호 전달 속도를 유지하는 데 중요한 역할을 하며, 여러 무작위대조군 연구에서 PS 복용 시 주의 집중력, 단기 기억력, 공간 인지 능력 등 다양한 인지 지표가 개선된다는 결과가 반복적으로 보고되었다. 특히 60세 이상 고령자에서 이러한 효과가 더욱 강하게 나타났는데, 이는 노화로 인한 신경막 지질의 변화가 인지 저하의 중요한 원인임을 보여 준다.

레스베라트롤 또한 뇌 기능 향상 연구에서 꾸준히 주목받아 왔다. 레스베라트롤은 SIRT1 경로를 활성화하여 혈관 내피 기능을 개선하고 뇌혈류를 증가시키며, 이는 실제 인지 기능 향상으로 이어질 가능성이 있다. 2015년 발표된 연구에서는 레스베라트롤 복용 군에서 해마의 기능적 연결성 향상과 기억력 향상이 관찰되었는데, 이는 항산화 작용뿐 아니라 뇌혈관 기능 개선이 중요한 역할을 한 것으로 보인다. 다만 생체이용률이 낮아 고효율 제형을 선택하는 것이 필수적이다.

또한 뇌 기능 회복에 중요한 성분으로 아세틸-L-카르니틴(ALCAR) 이 있다. 이 성분은 미토콘드리아 기능을 강화하는 동시에 아세틸콜린 시스템을 안정시키는 역할을 하며, 일부 연구에서는 우울증 완화, 피로 감소, 기억력 향상 등 다양한 신경계 개선 효과가 보고되었다. 특히 신경 전달 속도가 저하된 고령자에서 긍정적인 반응이 관찰되었으며, 이는 뇌의 에너지 부족과 신경전달 기능 저하를 동시에 개선할 수 있음을 의미한다.

비타민 B군, 특히 B6·B9(엽산)·B12는 호모시스테인 대사를 조절하는 데 필수적이며, 호모시스테인 수치가 높은 사람은 알츠하이머병 발생률이 최대 2배 이상 증가한다는 대규모 연구 결과들이 보고되었다. B군 보충은 호모시스테인을 20~30% 감소시키는 것으로 알려져 있으며, 이는 뇌혈관의 손상을 예방하고 신경 염증을 줄여 장기적으로 인지 기능을 보호하는 데 중요한 역할을 한다.

시각 기능에서는 아스타잔틴, 루테인, 지아잔틴이 중요한 성분으로 자리 잡는다. 루테인·지아잔틴은 황반 중심와의 광수용체를 보호하는 가장 핵심적인 색소이며, AREDS2 연구에서 이 두 성분은 황반 변성의 진행을 늦추는 데 의미 있는 효과를 보였다. 아스타잔틴은 강력한 항산화력으로 망막의 산화 스트레스와 염증을 줄이고, 컴퓨터 시력 피로 증상을 완화시키는 연구 결과도 존재한다. 커즈와일 포뮬러에서 시각 기능이 주요 포뮬러 중 하나로 포함되는 이유는, 시각이 단순한 감각을 넘어 인지 기능 전반과 밀접하게 연결되어 있기 때문이다.

물론 뇌·시각·인지 포뮬러에도 허점은 있다. 레스베라트롤과 커 큐민 같은 성분은 생체이용률 문제로 인해 고품질 제형을 사용하지 않으면 효과가 불안정할 수 있고, DHA와 같은 오메가3는 산패된 제 품을 섭취할 경우 오히려 염증을 유발할 위험이 있으며, 고용량 B군 비타민은 간 기능에 부담을 줄 수 있어 장기 복용 시 주의가 필요하다. 또한 인지 기능에 대한 많은 연구가 단기적 효과에 초점을 맞추고 있 어, 장기적 인지 보호 효과를 확정하기에는 아직 충분한 데이터가 모 이지 않은 성분들도 존재한다.

그러나 분명한 사실은 하나다. 뇌와 시각 기능을 보호하는 전략은 단순히 인지 성능을 유지하는 차원을 넘어, 인간의 정체성과 삶의 질 을 유지하는 핵심적 의미를 가지며, 미토콘드리아·염증·대사·혈관 기능 등 앞서 소개한 모든 포뮬러와 유기적으로 연결되는 거대한 네 트워크의 일부라는 점이다. 커즈와일이 미래의학을 논할 때 반복적 으로 '뇌'를 강조한 이유는 인간이 곧 정보 처리 체계이기 때문이며, 이 장에서 다룬 성분들은 그 체계의 안정성을 유지하는 가장 과학적으로 타당한 개입 전략으로 자리 잡는다.

6-6. 장·면역·호르몬
― 인간 생명 시스템의 숨겨진 중심축을 조절하는 과학

장과 면역, 그리고 호르몬은 서로 다른 체계처럼 보이지만 실제로는 단일한 생명 네트워크의 세 가지 관문처럼 작동하며, 장내미생물 생태가 생성하는 신호는 면역계를 조절하고, 면역계는 염증 반응을 통해 대사·대뇌 기능에 영향을 미치며, 호르몬은 신경계·대사계·면역계를 통합적으로 관리하는 원격 조절 시스템으로 작동하므로, 이 세 가지 축은 분리된 영역이 아니라 생명 시스템의 가장 깊은 중심부에 자리 잡은 거대한 조절 회로라고 할 수 있다. 노화의 진행 속도는 이 세 축의 안정성과 직결되며, 장수 전략의 성공 여부는 결국 장-면역-호르몬 네트워크를 얼마나 정교하게 유지하느냐에 의해 결정되기 때문에, 커즈와일의 방대한 영양제 목록에서도 이 체계를 보강하는 성분들이 다수 포함되어 있고, 12개 포뮬러에서도 이 축은 가장 중요한 기반 구조로 자리하게 된다.

장내미생물은 인간의 세포보다 10배 이상 많은 유전 정보를 보유하고 있으며, 인체의 대사·면역·신경 작용에 영향을 미치는 생화학적 물질을 대량으로 생성하는 '보이지 않는 내장 기관'과 같은 역할을 하는데, 연구에서는 장내미생물의 다양성이 높은 사람일수록 염증 지표가 낮고, 비만·당뇨·지방간·우울증·불안장애·피부질환·면역질환의 발생률이 낮다는 결과가 반복적으로 보고되었다. 프로바이오틱스와 프리바이오틱스는 장내미생물 생태를 조절하는 가장 기본적 개입이지만, 중요한 점은 특정 균주가 어떤 효과를 나타내는지 정확히 이해하는 것이다. 예를 들어 Lactobacillus rhamnosus GG는 장 점막을 강화하고 바이러스성 설사의 기간을 단축시키는 것으로 알려져 있으며, Bifidobacterium longum은 스트레스 호르몬 코르티솔을 낮추고 불안 증상 개선에 긍정적 영향을 미친다는 연구가 있다. 장내미생물이 스트레스·수면·면역과 직접 연결된다는 사실은 이 성분들이 단순히 소화 기능을 넘어 신경계 안정성까지 영향을 준다는 의미다.

면역 기능에서는 비타민 D가 핵심적 역할을 한다. 비타민 D는 면역세포의 활성과 분화에 관여하며, 부족할 경우 감염 발생률이 증가하고 염증성 질환의 악화 위험이 높아진다는 연구가 다수 존재한다. 메타분석에서는 비타민 D가 호흡기 감염 위험을 약 12~20% 감소시키는 결과가 보고되었고, 자가면역질환의 위험도 역시 비타민 D 수치가 높은 사람에서 낮게 나타났다. 한국인의 비타민 D 결핍률이 매우 높다는 점을 고려하면, 이 포뮬러는 한국형 장수 전략에서 절대적으로 중요한 위치를 차지한다.

면역 기능과 장 기능을 동시에 조절하는 또 하나의 성분은 아연이며, 아연은 T세포 활성과 세포 재생에 핵심적 역할을 한다. 아연 결핍은 면역 기능 저하, 상기도 감염 증가, 상처 회복 지연과 연관되어 있으며, 보충 시 감기 증상의 기간이 20~30% 단축되는 연구도 보고되었다. 그러나 고용량 아연은 구리 흡수를 방해해 빈혈을 유발할 수 있으므로, 적절한 용량 조절이 필수적이다.

호르몬 축에서는 마그네슘, 비타민 B6, 아쉬와간다가 중요한 역할을 한다. 마그네슘은 부신 스트레스 반응의 과활성화를 억제하고, 멜라토닌 합성에도 관여해 수면의 질을 개선하는 역할을 하며, 아쉬와간다는 코르티솔을 평균 25~30% 감소시키는 효과가 보고되어 스트레스 관리에 기여한다. 비타민 B6와 B5는 부신 기능을 안정시키는 데 필수적이며, 만성 스트레스에서 흔히 관찰되는 피로·불안·집중력 저하 증상을 완화하는 데 도움을 줄 수 있다.

장·면역·호르몬 축에서 주목해야 할 또 하나의 성분은 스퍼미딘(Spermidine)인데, 스퍼미딘은 세포 내 오토파지 경로를 활성화하여 손상된 단백질과 세포 내 노폐물을 제거하는 기능을 강화하고, 연구에서는 스퍼미딘 섭취량이 높은 사람일수록 전체 사망률이 낮고 심혈관 기능이 더 안정적이라는 결과도 보고되었다. 일부 연구에서는 스퍼미딘이 면역 세포의 기능적 회복을 촉진해 노화로 인해 저하된 면역 반응을 회복시키는 효과를 보인다는 사실도 관찰되었다.

물론 이 축에도 한계는 존재한다. 프로바이오틱스는 균주마다 효과가 상이해, 적합한 균주를 선택하지 않으면 기대한 효과가 나타나지 않을 수 있고, 일부 사람에서는 복부팽만·가스·설사 등 불편감을 유발할 수 있다. 스퍼미딘은 여전히 장기적 안전성 연구가 충분히 축적되지 않았고, 일부 호르몬 조절 성분은 개인의 내분비 기능과 상호작용하기 때문에 전문가의 조정 없이 고용량으로 복용하는 것은 바람직하지 않다. 그러나 이러한 제한점에도 불구하고 장-면역-호르몬 축은 인간의 생명 시스템 중 가장 깊고 방대한 조절 구조를 이루기 때문에, 이 축을 안정화하는 포뮬러는 장수 전략에서 핵심이 될 수밖에 없다.

결국 장내미생물은 면역을 조절하고, 면역은 염증을 조절하며, 염증은 호르몬과 대사를 교란하고, 대사는 뇌·시각 기능과 연결되어 인간의 생명 시스템 전체를 조절하기 때문에, 장-면역-호르몬 포뮬러는 12개 포뮬러를 하나의 통합적 생명 시스템으로 완성시키는 가장 중요한 축이며, 커즈와일 전략이 지나치게 첨단 기술에 치우칠 수 있는 한계를 보완하고 인간의 생물학적 기반을 안정시키는 현실적이면서도 과학적인 해답이 된다.

7장

Designed Food

영양제의 시대를 넘어, 설계된 음식의 시대로

우리는 오랫동안 영양제를 "부족한 것을 채우는 도구"로 인식해 왔다. 현대 영양학의 출발점 역시 결핍이었다. 특정 비타민이 부족하면 어떤 증상이 나타나고, 그 결핍을 보충하면 증상이 개선된다는 단순하고 명확한 인과관계는 영양제를 매우 설득력 있는 해결책으로 보이게 했다. 실제로 과거의 영양 결핍 질환, 예를 들어 괴혈병이나 각기병과 같은 문제들은 특정 영양소의 보충만으로 극적으로 해결되었다. 이런 성공 경험은 영양제에 대한 신뢰를 빠르게 확산시켰고, 오늘날까지 이어지고 있다.

그러나 문제는 현대인의 건강 문제가 더 이상 그런 단순한 결핍의 형태로 나타나지 않는다는 점이다. 오늘날 우리가 마주하는 피로, 무기력, 집중력 저하, 회복 지연, 수면의 질 저하 같은 증상들은 특정 비타민 하나로 설명되지 않는다. 검사 수치는 정상 범위에 있지만 몸은 분명히 예전과 다르다고 느끼는 상태, 다시 말해 '정상과 질병 사이의 회색지대'에 속한 사람들이 압도적으로 늘어났다. 이 영역에서는 "무엇이 부족한가"보다 "몸이 어떤 방식으로 작동하고 있는가"가 훨씬 더 중요해진다.

환자는 이미 여러 가지 영양제를 복용하고 있다. 비타민 D, 오메가3, 마그네슘, 유산균, 항산화제까지. 그러나 정작 본인은 여전히 피곤하고, 어떤 것이 효과가 있는지 확신하지 못한다. 이때 대부분의 질문은 성분을 중심으로 나온다. "이 비타민을 더 늘려야 할까요?", "이 조합이 맞는 건가요?" 하지만 나는 점점 이런 질문들이 문제의 핵심을 비껴가고 있다는 느낌을 받았다. 영양의 문제는 더 이상 성분의 문제가 아니라 구조의 문제이기 때문이다.

현대인의 식사는 구조적으로 영양 결핍을 내포하고 있다. 우리는 하루 세 끼를 먹고 있지만, 그 세 끼가 반드시 몸이 요구하는 영양 흐름과 일치하지는 않는다. 아침을 거르는 사람이 늘었고, 점심은 급하게 해결하며, 저녁은 늦고 무겁다. 여기에 가공식품과 외식이 일상화되면서 칼로리는 넘치지만 미량영양소는 부족한 식사가 반복된다. 앞에서도 언급했듯이 토양의 영양 밀도 감소, 재배 방식의 변화, 저장과 유통 과정에서의 손실까지 고려하면, 우리가 먹는 음식이 과거와 같은 영양적 가치를 지니지 못한다는 사실은 이미 여러 연구에서 지적되어 왔다.

이런 환경에서 영양제는 필연적으로 등장했다. 그러나 영양제가 음식의 결핍을 보완하는 역할을 넘어, 음식 그 자체를 대체하려는 위치로 이동하면서 새로운 문제가 발생했다. 사람들은 더 이상 "어떻게 먹을 것인가"를 고민하지 않고, "무엇을 추가로 먹을 것인가"에 집중하기 시작했다. 영양은 식사의 연장선이 아니라, 식사와 분리된 별도의 과제가 되었다. 이때부터 영양은 점점 복잡해지고, 피로해졌다.

여기서 우리는 근본적인 질문을 다시 던져야 한다. 정말로 필요한 것은 더 많은 영양제일까, 아니면 영양을 다루는 방식의 전환일까. 나는 후자라고 생각한다. 그리고 그 전환의 핵심 개념이 바로 **'Designed Food', 설계된 음식**이다.

Designed Food란 단순히 기능성 원료를 첨가한 식품을 의미하지 않는다. 그것은 "음식은 자연 그대로여야 한다"는 주장에 대한 반대

개념도 아니다. Designed Food는 오히려 인간의 생리와 일상의 리듬을 기준으로 영양 섭취를 재구성하려는 시도다. 다시 말해, 무엇을 먹느냐보다 언제, 어떤 목적을 가지고 먹느냐를 중심에 두는 개념이다.

인체는 하루 동안 동일한 상태로 작동하지 않는다. 아침과 저녁은 생리적으로 완전히 다른 국면이다. 아침에는 교감신경이 활성화되고, 에너지 대사가 본격적으로 시작된다. 뇌는 외부 자극과 정보를 처리할 준비를 하고, 근육과 장기는 활동 모드로 전환된다. 이때 필요한 것은 단순한 포만감이 아니라, 에너지 생산과 대사를 효율적으로 지원하는 영양 환경이다. 반대로 저녁은 부교감신경이 우세해지고, 몸은 회복과 정리에 집중한다. 이 시간에는 염증을 가라앉히고, 신경계를 안정시키며, 수면으로 자연스럽게 이어질 수 있는 환경이 필요하다.

그럼에도 우리는 이 두 시간을 거의 동일한 방식으로 먹고 보충해왔다. 아침에 커피로 시작하고, 저녁에도 자극적인 음식을 먹으며, 부족함을 영양제로 보충한다. 이 방식은 단기적으로는 버틸 수 있지만, 장기적으로는 몸의 리듬을 무너뜨린다. Designed Food는 이 불일치를 바로잡는다. 영양을 성분 단위로 쪼개는 대신, 시간과 역할이라는 큰 틀로 다시 묶는다.

이 접근의 중요한 특징은, 즉각적인 효과를 약속하지 않는다는 점이다. Designed Food는 치료제가 아니다. 통증을 바로 없애 주지도 않고, 피로를 하루아침에 사라지게 하지도 않는다. 대신, 몸이 스스로 회복할 수 있는 환경을 꾸준히 제공한다. 이것은 느리고, 눈에 잘 띄지 않지만, 가장 안정적인 방식이다. 의학적으로도, 그리고 현실적으로도 그렇다.

또 하나 중요한 점은, Designed Food가 개인의 의지에 과도하게 의존하지 않는다는 것이다. "잘 챙겨 먹어야 한다", "꾸준히 해야 한다"는 말은 옳지만, 현실적이지 않다. 인간은 피곤하고, 바쁘고, 잊어버리는 존재다. 그래서 중요한 것은 의지를 요구하는 시스템이 아니라, 자동으로 반복되는 구조다. Designed Food는 이 구조를 만든다. 생각하지 않아도, 고민하지 않아도, 하루의 리듬에 맞춰 필요한 영양이 들어오도록 설계하는 것이다.

이 개념은 자연스럽게 구독이라는 형태로 이어진다. 음식은 일회성 구매의 대상이 아니다. 매일 반복되는 행위다. Designed Food 역시 마찬가지다. 필요할 때만 찾는 영양은 몸의 기준선을 바꾸지 못한다. 반면, 매일 같은 리듬으로 제공되는 영양 환경은 서서히 몸의 반응을 바꾼다. 구독은 단순한 판매 방식이 아니라, 영양을 생활로 고정시키는 장치다.

여기서 오해하지 말아야 할 점이 있다. Designed Food는 완벽한 영양을 제공하겠다는 약속이 아니다. 인간의 몸은 복잡하고, 개인차는 존재한다. 모든 사람에게 동일한 결과를 보장하는 영양 설계는 존재하지 않는다. 그러나 최소한, 영양을 무작위로 소비하는 상태에서 벗어나게 하는 것은 가능하다. 이것만으로도 노화와 건강의 방향은 분명히 달라진다.

노화는 어느 날 갑자기 시작되지 않는다. 하루하루 반복되는 작은 불균형과 결핍이 쌓여 나타나는 결과다. 그렇다면 대응 역시 하루하루 반복 가능한 구조여야 한다. Designed Food는 노화를 거꾸로 돌리겠다고 말하지 않는다. 대신, 노화가 가속되지 않도록 브레이크를 거는 방식을 선택한다. 이것이 내가 의사로서 이 개념에 신뢰를 두는 이유다.

이 장에서 나는 특정 제품이나 성분을 추천하고 싶지 않다. 대신, 독자가 영양을 바라보는 관점을 바꾸기를 바란다. 영양제를 고르는 사람이 아니라, 영양 환경을 설계하는 사람이 되기를 바란다. 그것이 이 책이 말하는 '영양제 혁명'의 다음 단계다.

Designed Food는 하나의 유행어가 아니다. 그것은 우리가 영양을 다루는 방식이 더 이상 과거에 머물 수 없다는 신호다. 우리는 이미 더 많이 먹는 시대를 지나, 더 잘 설계된 것을 먹어야 하는 시대로 들어섰다. 이 변화는 조용하지만 분명하며, 앞으로 점점 더 많은 사람들의 일상 속으로 스며들 것이다.

영양은 더 이상 의지의 문제가 아니다. 매번 올바른 선택을 하라고 요구하는 것은 인간의 한계를 무시한 발상이다. 대신, 올바른 선택이 자연스럽게 반복되도록 구조를 바꾸는 것, 그것이 지금 우리가 해야 할 일이다. Designed Food는 그 출발점이며, 영양제 혁명의 다음 장이다.

Designed Food가 실제로 작동하기 위해 필요한 조건

Designed Food라는 개념이 공허한 이상론으로 끝나지 않기 위해서는 몇 가지 전제가 필요하다. 첫째, 그 설계는 인간의 생리 리듬을 정직하게 반영해야 한다. 둘째, 장기적으로 반복 가능해야 하며, 셋째,

일상 속에서 과도한 노력을 요구하지 않아야 한다. 이 세 가지 조건이 충족되지 않으면, Designed Food는 결국 또 하나의 복잡한 영양 이론으로 남게 된다.

나는 수많은 '실패한 영양 전략'을 보아 왔다. 그 실패의 원인은 대부분 비슷하다. 너무 많은 것을 요구하거나, 너무 강한 효과를 기대하거나, 혹은 지나치게 개인의 의지에만 의존한다는 점이다. 예를 들어, 어떤 사람은 하루에 열 가지가 넘는 영양제를 먹는다. 처음에는 성실하게 복용하지만, 시간이 지나면 피로해지고, 결국 하나둘씩 빠지다가 모두 중단된다. 이 과정에서 몸이 나빠진다기보다, 영양이라는 행위 자체가 부담이 되어 버린다.

Designed Food는 이런 실패를 반복하지 않기 위해 등장한 개념이다. 중요한 것은 "이게 좋은가"가 아니라, "이게 지속 가능한가"다. 영양은 단기 프로젝트가 아니라, 수십 년을 지속해야 하는 생활의 일부이기 때문이다. 이 관점에서 보면, 강력한 효과를 내세우는 접근보다, 조용하지만 안정적인 구조가 훨씬 중요해진다.

여기서 다시 한번 강조하고 싶은 점은, Designed Food가 결코 자연식의 가치를 부정하지 않는다는 사실이다. 오히려 그 반대다. 이상적인 상황이라면, 우리는 균형 잡힌 식사를 하고, 신선한 재료를 섭취하며, 스트레스를 관리하고, 충분히 잠을 자는 삶을 살 수 있을 것이다. 그러나 현실은 그렇지 않다. 대부분의 사람들은 이미 그 이상적인 조건에서 멀어져 있다. Designed Food는 이 이상과 현실 사이의 간극을 메우기 위한 현실적인 대안이다.

이 지점에서 나는 하나의 질문을 던지고 싶다. 만약 우리가 매일 먹는 음식 중 일부를, 단순한 칼로리 공급원이 아니라 기능을 가진 식사로 재정의할 수 있다면 어떨까. 아침에는 몸을 깨우는 역할을, 저녁에는 회복을 돕는 역할을 명확히 부여한 식사 말이다. 이 질문은 단순히 제품 개발의 아이디어가 아니라, 영양을 바라보는 관점 자체를 바꾸는 질문이다.

바로 이 질문에서 출발한 하나의 사례가 J12다. 여기서 중요한 점은 J12가 어떤 성분을 얼마나 넣었느냐가 아니다. 오히려 그 반대다. 무엇을 빼고, 어떤 구조를 남겼느냐가 핵심이다. J12는 처음부터 '모든 사람에게 강하게 작용하는 제품'을 목표로 하지 않았다. 대신, 대부분의 사람이 장기적으로 부담 없이 사용할 수 있는 구조를 만드는 데 집중했다.

J12는 하루를 두 개의 시간대로 나눈다. 아침과 저녁이다. 이 구분은 단순하지만, 그동안 영양 설계에서는 거의 무시되어 왔다. 아침은 에너지와 대사를 활성화하는 시간이고, 저녁은 회복과 안정의 시간이다. J12는 이 두 시간을 각각 하나의 '식사'로 정의한다. 다시 말해, 아침에 먹는 것은 아침의 역할을 하고, 저녁에 먹는 것은 저녁의 역할을 하도록 설계했다.

이 접근은 영양제를 '복용'하는 행위에서, '섭취'하는 행위로 인식을 바꾸게 만든다. 약을 먹는다는 느낌이 아니라, 하루의 식사를 마무리하거나 시작하는 느낌에 가깝다. 이 차이는 생각보다 크다. 사람은 약을 자주 잊지만, 식사는 잘 잊지 않는다. 이 단순한 인간 행동의 차이가, 장기적인 지속성을 결정한다.

또 하나 중요한 점은, J12가 자신을 '완전한 해결책'으로 포장하지 않는다는 사실이다. 이것은 마케팅적으로는 불리해 보일 수 있다. 그러나 나는 오히려 이 점이 J12의 가장 큰 장점이라고 생각한다. J12는 치료를 약속하지 않는다. 질병을 예방한다고 단정하지도 않는다. 대신, 몸이 잘 작동할 수 있는 기본 환경을 제공한다고 말한다. 이 정직함은 장기적으로 신뢰를 만든다.

Designed Food(설계된 음식)라는 개념은 결국, 인간의 한계를 인정하는 데서 출발한다. 우리는 완벽하게 먹을 수 없고, 항상 올바른 선택을 할 수 없으며, 매일같이 건강을 고민하며 살 수 없다. 그렇기 때문에 필요한 것은 더 많은 정보가 아니라, 더 적은 결정이다. Designed Food는 결정을 줄여 준다. "이걸 먹어도 될까?"라는 질문을 없애고, "이 시간에는 이걸 먹는다"는 구조만 남긴다.

이 구조가 반복되면, 몸은 서서히 새로운 기준선에 적응한다. 에너지가 극적으로 솟구치지 않아도 좋다. 하루아침에 달라지지 않아도 괜찮다. 중요한 것은, 무너지지 않는 상태가 유지되는 것이다. 의학적으로 보면, 이것이야말로 노화 관리의 핵심이다. 노화는 갑작스러운 사건이 아니라, 작은 실패가 누적된 결과이기 때문이다.

이 장을 마무리하며 다시 한번 강조하고 싶은 점이 있다. Designed Food는 특정 브랜드나 제품에 국한된 개념이 아니다. 그것은 앞으로 우리가 영양을 이해하고, 선택하고, 생활 속에 통합하는 방식에 대한 하나의 제안이다. J12는 그 개념을 구현한 하나의 사례일 뿐이다. 독자가 이 장을 통해 얻어 가야 할 것은 제품명이 아니라, 사고방식의 전환이다.

영양제 혁명은 더 많은 영양제를 먹자는 선언이 아니다. 오히려 그 반대다. 영양을 덜 고민해도 되게 만드는 혁명이다. Designed Food는 그 혁명의 다음 단계이며, 우리가 영양을 다시 음식의 자리로 되돌려 놓는 시도다. 이 변화는 조용하지만, 분명히 우리의 일상을 바꾸게 될 것이다.

8장

장기별 영양전략

수명을 늘리는 12개 장기의 비밀

8-1. 인간은 장기의 집합체가 아니라
하나의 생명 네트워크다

인간의 몸은 겉으로 보기에는 뇌·심장·간·신장·근육·피부·장과 같은 독립된 장기들이 모여 하나의 구조를 이루는 것처럼 보이지만, 생명과학이 밝혀낸 가장 중요한 사실 중 하나는 이 장기들이 결코 고립된 존재가 아니라 미토콘드리아·대사·염증·호르몬·신경·면역 신호를 서로 끝없이 주고받는 하나의 거대한 생명 네트워크로 작동한다는 점이며, 우리가 느끼는 건강·피로·집중력·기억력·수면·감정·시력 같은 삶의 모든 변화는 결국 이 네트워크가 얼마나 정교하게 유지되고 있는가에 의해 결정된다는 사실이다.

장수 연구가 수십 년 동안 반복해서 강조해 온 '시스템적 접근'이란 바로 이런 의미인데, 한 장기의 건강이 무너지면 다른 장기의 기능도 연쇄적으로 흔들리고, 반대로 특정 장기의 기능이 개선되면 그 신호가 전체 생명 시스템을 안정시키는 방향으로 확산되기 때문에, 인간을 단순히 장기의 조합으로 이해하는 관점은 생명 시스템의 본질을 놓치는 것이다.

그럼에도 불구하고, 현대의학은 오랜 시간 동안 특정 장기의 질환을 별개로 진단하고 치료하는 방식으로 발전해 왔고, 환자 역시 자신의 몸을 부분적으로 이해하는 데 익숙해져 있다. 그러나 장기별로 필요한 영양 전략을 이해하는 일은 그 장기의 생리학적 요구를 충족시키려는 시도가 아니라, 장기를 통해 전체 생명 네트워크를 안정시키는 보다 근본적 접근에 가깝다. 예컨대 간의 지방 대사가 개선되면 염증 기저선이 낮아지고, 염증이 낮아지면 뇌와 망막의 미세혈관 기능이 좋아지며, 미세혈관이 안정되면 인지 기능과 시력 기능이 동시에 개선되는 이런 연쇄적 상호작용이 바로 장기별 포뮬러의 핵심적 철학이다.

장수 전략에서 장기별 접근이 중요한 또 하나의 이유는, 노화가 장기마다 서로 다른 속도로 진행되기 때문이다. 뇌는 30대부터 미세한 신경세포 손실이 시작되고, 간은 지방 축적과 함께 대사 기능이 40대에 크게 흔들리며, 심장은 혈관 내피 기능 저하로 50대 즈음부터 노화의 속도가 가속되기 시작한다. 근육은 60세 이후 10년마다 10~15%씩 감소하고, 신장은 대사성 부담이 높아지면서 70대 이후 기능 저하가 급격하게 나타나며, 피부는 그보다 훨씬 앞선 20대 후반부터 노화의 미세 신호를 드러낸다. 이러한 장기별 노화의 비대칭성 때문에 '나이에 따른 장기별 영양 전략'은 단순한 건강 관리 팁이 아니라, 생명력을 장기적으로 보존하기 위한 과학적 접근의 핵심이 된다.

특히 안과 분야에서 관찰되는 망막·황반·시신경의 변화는 뇌의 노화와 거의 동시에, 혹은 더 이르게 나타나는 경우가 많아, 시각은 인간에게 가장 먼저 찾아오는 '노화의 징후'이자 '노화 예측 센서'처럼 작동한다. 이 점은 안과 전문의로서 수많은 환자들을 진료해 온 경험을 가진 제이 님이 이 장에서 가장 강력한 시각을 제시할 수 있는 이유이며, 시각 기능을 지키는 영양 전략은 단순한 눈 건강을 넘어 '뇌 건강을 지키는 첫 번째 전략'이라는 의학적 의미를 갖는다.

그래서 8장은 단순히 장기별 영양제를 나열하는 장이 아니라, 인간 생명 시스템이 특정 장기에서 어떤 방식으로 신호를 보내고, 그 신호가 어떻게 전체 네트워크를 고양시키는지를 보여 주는 장이며, 뇌·심장·간·근육·피부·신장·장, 그리고 제이 님이 가진 전문성이 가장 빛나는 안과(망막·황반)까지 포함하여, 각 장기가 필요로 하는 생명 경로와 영양 전략을 '정밀 생명공학적 관점'에서 재구성하는 장이다.

이제 우리는 장기별로 어떤 성분들이 어떤 경로를 강화하고, 어떤 연구에서 실제로 어떤 효과가 나타났으며, 그 효과의 한계와 허점은 무엇인지, 그리고 J12 포뮬러가 각 장기에서 어떻게 다른 의미로 작동하는지를 하나씩 살펴보게 될 것이다. 장기의 이름이 아니라 장기의 '생명 논리'를 이해하는 일, 그것이 이 장에서 우리가 도달해야 할 지점이다.

8-2. 뇌 — 신경세포를 젊게 유지하는 영양 포뮬러

뇌는 인간의 모든 장기 중에서 가장 늦게 성숙하고 가장 일찍 노화가 시작되는 기관으로, 인간이 태어나면서부터 축적해 온 감각 정보와 경험, 기억과 감정, 성격과 의지까지 모든 정신적 구조의 중심을 이루고 있기 때문에 뇌의 노화는 단순한 장기 기능의 저하를 의미하는 것이 아니라 인간이라는 존재 자체가 해체되는 과정의 시작을 의미하며, 그래서 장수 연구자들은 '수명을 늘리는 것'과 '뇌의 기능을 지키는 것'을 결코 분리할 수 없는 목표로 여긴다. 뇌의 신경세포는 다른 장기와 달리 재생 능력이 극히 제한적이어서, 한번 기능이 저하되면 회복이 어렵고 그 손상은 다른 장기 손상과 비교할 수 없을 만큼 심각한 생명 손실로 이어지기 때문에, 뇌를 젊게 유지하는 일은 단순한 건강 관리가 아니라 '삶의 본질을 보존하는 일'에 가깝다.

뇌 기능을 보호하는 영양 전략의 핵심은 세 가지 축으로 정리할 수 있다.

첫째, 신경세포막을 구성하는 지방산과 인지질의 안정성을 보존하는 것

둘째, 미토콘드리아 기능을 유지해 신경세포의 에너지 대사를 안정화하는 것

셋째, 염증·산화 스트레스·혈관 기능·호르몬 조절이라는 상위 신호들을 균형 있게 조절하는 것이다.

이 모든 축은 서로 얽혀 있기 때문에 어느 한 요소만을 강화한다고 해서 뇌 기능이 개선되지는 않으며, 뇌는 철저히 네트워크 단위로 반응하기 때문에 균형 있게 구성된 포뮬러가 필요하다.

그중에서 가장 중요한 성분은 DHA다. DHA는 뇌 회백질 지방산의 약 40%를 차지하며, 특히 시냅스의 막 구성성분으로 작용해 신경세포 간 신호 전달 속도를 결정하는 핵심 요소다. 여러 인체 연구에서 DHA 보충은 기억력, 학습 능력, 주의집중력, 정보 처리 속도 향상에 일관된

효과를 보였고, 노년층에서는 경도인지장애(MCI)의 진행 속도를 늦추는 효과가 관찰되었다. 또한 눈과 뇌가 동일한 신경조직이라는 점에서 DHA는 단순한 뇌 기능 보조제가 아니라 망막과 뇌를 동시에 보호하는 이중 포뮬러로 작동한다. AREDS 기반 연구에서도 DHA 수치가 높을수록 황반 변성 위험이 30% 이상 감소하는 것이 확인되었으며, 이는 뇌·시각 포뮬러가 하나의 단일 회로라는 사실을 다시 한번 확인하게 한다.

두 번째로 중요한 성분은 포스파티딜세린(PS)과 포스파티딜콜린(PC)이다. 이 두 성분은 신경세포막의 유연성을 유지해 신호 전달을 매끄럽게 하고, 시냅스 가소성을 강화해 정보의 저장과 회상을 돕는 역할을 한다. 무작위 대조군 연구에서는 PS가 고령자의 단기 기억력·주의 집중력·언어 유창성 등을 개선하는 효과가 반복적으로 확인되었고, 혈중 코르티솔 감소 효과도 일부 보고되어, 스트레스로 인해 뇌 기능이 저하된 사람에게도 긍정적 영향을 미칠 수 있다. PC는 간 기능과 뇌 기능을 동시에 보조하는 역할을 하며, 이는 한국인에서 특히 중요한데, 지방간이 많은 한국인의 경우 PC가 '간-뇌 축'을 안정시키는 데 중요한 역할을 해 주기 때문이다.

세 번째 축은 미토콘드리아 기반 신경 에너지 회복 포뮬러다. NMN과 NR을 통한 NAD 증가, PQQ를 통한 미토콘드리아 생합성 촉진, CoQ10을 통한 전자전달계 회복 등은 각각 다른 방식으로 신경세포의 에너지 생산을 돕는다. 일본 게이오대학 연구에서 NMN을 복용한 고령자는 보행 속도뿐 아니라 인지 처리 속도에서도 개선이 나타났으며, 이는 NMN이 뇌 미토콘드리아 기능에도 관여한다는 의미로 해석된다. PQQ는 뇌혈류 증가·수면 질 개선·스트레스 반응 감소가 보고되었고, CoQ10은 신경세포의 에너지 전달 효율을 높여 신경피로를 줄이는 효과가 제시되었다.

뇌 기능을 보조하는 또 하나의 중요한 경로는 항염·항산화 포뮬러다. 뇌는 지방이 많은 기관이기 때문에 산화 스트레스에 취약하고, 미세한 염증만으로도 인지 기능이 빠르게 저하될 수 있다. 레스베라트롤은 SIRT1 활성화와 뇌혈류 개선을 통해 기억력 향상을 보였고, 메타분석에서도 항염 작용을 통해 인지 저하 속도를 줄일 가능성이 제기되고 있다. 커큐민 역시 뇌의 염증성 사이토카인을 억제하며, 임상 연구에서는 기분 안정·주의력 향상 등의 효과가 보고되었지만, 생체이용률 문제로 인해 고흡수 제형을 선택해야 한다.

비스테로이드 성분인 스퍼미딘도 중요하다. 스퍼미딘은 오토파지를 활성화해 신경세포 내 노폐물을 제거하고, 세포 재생을 돕는 역할을 하며, 독일에서 시행된 인체 연구에서는 스퍼미딘 섭취가 고령자의 인지 기능 향상과 관련 있다는 결과가 발표되었다. 스퍼미딘은 특히 뇌·간·장 기능이 통합적으로 저하된 사람에게 의미 있는 효과를 보일 가능성이 높다.

눈과 뇌를 연결하는 포뮬러도 매우 중요하다. 망막·황반 영양 성분인 루테인·지아잔틴·아스타잔틴은 시각 신경세포의 산화 스트레스를 줄일 뿐 아니라 뇌의 시각정보 처리 영역에도 긍정적 영향을 준다는 연구가 있다. AREDS2 연구에서 황반 변성의 진행을 늦춘 것뿐 아니라, 일부 연구에서는 루테인 보충이 뇌의 시각피질 활성도를 높여 시각 처리 속도와 대비 감도를 개선한다는 결과도 보고되었다. 즉 "황반을 보호하는 영양 포뮬러는 뇌를 보호하는 포뮬러이기도 하다."

그럼에도 뇌 포뮬러에도 허점은 있다.

DHA는 산패된 제품의 위험성, 레스베라트롤은 낮은 생체이용률, NMN은 장기 연구 부족, PS는 용량의 개인차 문제, 스퍼미딘은 장기 안전성 근거 부족 등 각각 고유의 결함이 존재한다. 따라서 뇌 포뮬러는 '많이 먹는 전략'이 아니라, '정확한 경로에 정교히 개입하는 전략'이 되어야 한다.

결국 뇌를 지킨다는 것은 단순히 인지 저하를 늦추는 일이 아니라, 인간이 가진 의식·기억·성격·감정·의지를 지키는 일이며, 이 포뮬러는 저자가 강조해 온 미래의학의 본질 "생명은 정보이며, 뇌는 그 정보를 해석하는 중심"을 가장 명확히 보여 주는 전략이 된다.

8-3. 심장·혈관 — 혈관 나이를 10년 늦추는 전략

심장은 하루에도 수천 번씩 신체 구석구석으로 혈액을 밀어 올리며 모든 장기의 생명 활동을 유지하는 중심축 역할을 하고, 혈관은 그 혈액을 실어 나르는 수천 킬로미터 길이의 생물학적 네트워크로서, 이 두 구조는 단순한 순환 기관을 넘어 인간의 노화 속도를 결정하는 가장 근본적인 조절 장치처럼 작동한다. 혈관의 내피세포는 신경계와 면역계, 대사계의 신호를 실시간으로 감지해 몸 전체의 균형을 잡아주는 조절자이며, 이 내피 기능이 무너지기 시작하는 순간 노화의 가속 페달이 밟히듯 다양한 장기에서 연쇄적인 기능 저하가 나타난다. 그래서 혈관 나이를 10년, 혹은 20년 늦추는 일은 단순히 심장질환을 예방하는 수준이 아니라 전체 생명 시스템의 속도를 늦추는 일이며, 장수 전략의 핵심 명령이라고 할 수 있다.

현대 생명과학이 밝혀낸 사실 중 하나는 혈관 노화가 단순한 콜레스테롤의 문제가 아니라는 점이다. 염증성 사이토카인 증가, 미토콘드리아 기능 저하, 산화 스트레스 축적, 대사 신호의 교란, 부정확한 혈당 조절 등이 복잡한 방식으로 중첩되면서 혈관 내피 기능을 파괴한다. 즉, 혈관 노화는 단일 원인에 의해 발생하는 질환이 아니라 다양한 생화학적 경로가 동시에 붕괴하는 복합 시스템의 고장이라고 할 수 있다. 그러므로 혈관의 젊음을 유지하기 위해서는 대사, 염증, 산화 스트레스, 미토콘드리아, 지방산 구성이라는 다섯 개의 주요 경로를 동시에 안정화할 수 있는 정밀한 영양전략이 필요하다.

이 중에서 가장 강력한 성분으로 자리 잡고 있는 것이 오메가3이고, 그중에서도 DHA와 EPA가 수행하는 역할은 인체의 다른 성분들이 결코 대체할 수 없는 핵심적 기능에 가깝다. DHA는 신경세포막의 유연성을 높여 뇌 기능을 보호하는 동시에 혈관 내피의 구조적 안정성을 유지하는 데 중요한 역할을 수행하며, EPA는 염증경로를 조절해 혈관 벽에 축적되는 산화물질을 줄이고 혈소판 응집을 완화해 혈관 내 흐름을 부드럽게 만드는 기능을 한다. 여러 대규모 인체 연구에서

EPA·DHA 보충은 혈관 내피 기능을 개선하고 중성지방을 20~30퍼센트 이상 낮추는 효과가 반복적으로 확인되었으며, 일부 연구에서는 심혈관 사건의 위험을 약 15~25퍼센트까지 줄이는 결과도 제시되었다. 다만 주의해야 할 점은 산패된 오메가3는 오히려 혈관 염증을 증가시킬 수 있기 때문에, 품질이 검증된 제형을 선택하는 것은 선택이 아니라 필수 조건에 가깝다.

혈관 기능을 강화하는 또 하나의 중요한 축은 코엔자임 Q10, 즉 CoQ10이다. CoQ10은 미토콘드리아의 전자전달계를 안정시키는 핵심 요소로, 심장처럼 고에너지 장기에서는 CoQ10의 소모가 특히 빠르다. 나이가 들수록 CoQ10 생성량은 급격하게 감소하며, 이를 보충하면 심근의 에너지 생산 효율이 높아지고 혈관의 산화 스트레스가 줄어들며, 피로 수준이 감소하는 효과가 다양한 연구에서 보고되고 있다. 특히 스타틴 계열 약물을 복용하는 사람은 CoQ10 수치가 더 빠르게 감소하는 경향이 있어, 이 성분을 함께 보충하는 것이 심장 기능 보호에 실제로 도움을 줄 수 있다.

비타민 K2도 혈관 건강에서 중요한 역할을 한다. K2는 칼슘이 혈관 벽에 침착되는 것을 막고 뼈로 이동하도록 돕는 조절자 역할을 수행하며, K2가 충분한 사람은 혈관 석회화 위험이 낮고 혈관 탄성이 오래 유지된다는 연구들이 보고되고 있다. 서양과 달리 한국인의 식단에서는 K2 섭취량이 상대적으로 낮은 편이어서, 혈관 노화를 늦추는 전략에서 K2는 의미 있는 조합 중 하나가 될 수 있다.

레스베라트롤은 항산화 성분으로 잘 알려져 있지만, 혈관 관점에서 보면 이 성분의 핵심 가치는 산화 스트레스를 억제하는 능력뿐 아니라 혈관 내피 기능을 개선하는 기능에도 있다. 레스베라트롤을 섭취한 그룹에서 혈류 속도와 혈관 반응성이 높아졌다는 연구가 여러 차례 보고되었으며, 이는 단순히 항산화제가 아니라 혈관 노화를 늦추는 신호 조절자로 작동할 수 있음을 보여 준다. 다만 흡수율이 낮기 때문에 고흡수 제형을 선택해야 실질적인 효과를 기대할 수 있다.

나이아신은 HDL을 상승시키는 독보적 기능으로 여전히 중요한 성분이다. HDL은 혈관 벽의 콜레스테롤을 제거해 간으로 이동시키는 역할을 하고, 이 기능이 억제되면 내피 기능이 급격히 저하된다. 고용량 나이아신은 HDL을 15~35퍼센트까지 증가시키는 효과가 보고되었지만, 홍조나 간 효소 상승 같은 부작용이 있어 저용량·중간 용량을 중심으로 신중하게 조정해야 한다. 저자의 관점에서는 나이아신은 "필수"가 아니라 "선택적 강화 축"에 가깝지만, 적절하게 사용하면 혈관 나이를 5~10년 늦추는 데 실제로 기여할 수 있다.

혈관 포뮬러에도 당연히 허점이 있다. 오메가3는 산패 문제, 레스베라트롤은 생체이용률 문제, 나이아신은 부작용 문제, CoQ10은 흡수율 차이 문제, K2는 장기 데이터 부족 문제라는 각자의 약점을 가지고 있다. 그러나 뇌·간·근육·신장·안과 기능과 달리 심장과 혈관은 오랫동안 침묵하다가 갑작스럽게 문제가 발생하는 장기이기 때문에, 이들 성분의 미세한 이점이 장기적으로는 큰 차이로 이어질 수 있다.

결국 심장과 혈관은 노화 과정에서 가장 먼저 무너져서는 안 되는 기관이며, 이 장에서 다룬 포뮬러들은 단순히 콜레스테롤을 조절하는 영양제가 아니라, 혈관 내피를 보호하고 염증을 줄이며 미토콘드리아 에너지를 회복시키고 심장의 부담을 낮추어 전체 생명 시스템의 속도를 늦추는 정밀한 전략으로 작동한다. 혈관 나이를 젊게 유지한다는 것은 단지 심장병을 예방하는 일이 아니라, 인간의 전체 생명력을 오래 유지하는 가장 근본적인 장기 전략이라고 할 수 있다.

8-4. 간 — 지방간·해독·대사 네트워크의 중심

간은 수백 가지 이상의 생화학 반응을 동시에 수행하는 인체 최대의 대사 기관으로, 우리가 섭취하는 영양소를 분해하고 재조합하며 저장하고 배출하는 모든 과정의 중심에서 끊임없이 작동하고 있다.

겉으로는 단순한 장기처럼 보이지만, 실제로는 대사·호르몬·해독·염증·혈당·지질·면역이라는 다섯 개 이상의 주요 생명 시스템을 실시간으로 조율하는 거대한 생명 공장과도 같고, 이 공장의 효율이 떨어지는 순간 인체 전체의 대사 속도와 노화의 속도 역시 가속되기 때문에, 간은 단순히 소화기관의 일부가 아니라 인간의 '생명 속도계'를 조절하는 정밀한 조절 장치라고 할 수 있다.

노화가 진행될수록 간은 지방을 처리하는 능력이 감소하고, 인슐린에 대한 반응성이 떨어지며, 염증 경로가 과활성화되고, 해독 능력이 점차 무뎌지기 시작한다.

특히 한국인을 포함한 동아시아인은 서양인에 비해 인슐린 민감도

가 낮고 탄수화물 섭취 비중이 높으며 음주 문화가 발달해 있어, 비알
코올성 지방간이 아주 이른 나이에 나타나는 경우가 많고, 이 지방간
은 단순히 '간의 문제'에서 끝나는 것이 아니라 대사증후군, 염증성 질
환, 인지 기능 저하, 혈관 기능 저하 등 다양한 노화 경로의 출발점이
되기도 한다.

따라서 장기별 영양 전략에서 간을 다루는 일은 단지 간수치를 낮추
는 목적이 아니라, '노화를 조절하는 핵심 회로'를 안정시키는 목적에
더 가깝다.

이 과정에서 가장 강력한 성분으로 자리 잡은 것이 베르베린이다.

베르베린은 AMPK를 활성화해 간에서 과도하게 생성되는 포도당
을 억제하고 말초 조직에서 포도당 흡수를 촉진하며, 간세포 내부의
지방 축적을 줄이는 기능까지 수행해 대사경로 전반을 재정렬하는 효
과를 보인다.

메타분석에서는 베르베린이 공복혈당을 약 20에서 30밀리그램 퍼
데시리터 낮추고 중성지방을 15퍼센트에서 25퍼센트 감소시키는 결
과가 반복적으로 나타났으며, 지방간 환자에서 지방 축적도가 실제로
감소했다는 연구도 발표되었다.

한국인의 대사 체질을 고려하면 베르베린은 간 포뮬러에서 가장 핵
심적인 첫 번째 축이라고 할 수 있다.

알파리포산 역시 중요한 역할을 한다.

이 성분은 미토콘드리아의 에너지 대사를 돕고 항산화 기능을 강화
해 간에서 발생하는 산화 스트레스를 줄이며, 인슐린 저항성을 완화

해 대사 개선을 돕는다.

당대사 문제를 가진 환자에서 알파리포산 보충은 인슐린 민감도를 유의하게 개선했고, 일부 연구에서는 지방간 개선도 관찰되었다.

간은 노화와 함께 미토콘드리아 기능이 빠르게 떨어지는 기관이기 때문에 알파리포산은 간세포의 에너지 기반을 안정시키는 '대사 보호막' 역할을 한다.

간 포뮬러에서 자주 언급되는 또 다른 성분은 실리마린으로, 여러 연구에서 독성·알코올·약물 부하에 의해 손상된 간세포를 회복시키고 염증 경로를 억제하는 효과가 보고되었다.

실리마린은 간수치를 정상화시키는 데 도움이 되지만, 그보다 더 중요한 점은 간세포막 안정성 회복과 항염 효과를 통해 간의 장기적 부담을 줄여 전체 대사 네트워크를 안정시키는 역할을 한다는 점이다.

비타민 D는 장·면역·뇌뿐 아니라 간 기능에서도 중요한 축을 담당한다.

비타민 D 수치가 낮을수록 지방간 발생률과 비알코올성 지방간염의 위험이 높아지며, 인슐린 저항성이 악화되고 염증성 사이토카인의 농도가 올라가는 경향이 반복적으로 보고되었다.

한국인에게 비타민 D 결핍이 극도로 흔하다는 점을 고려하면, 비타민 D는 간 기능을 위한 가장 기본적인 기초 축이라고 해석하는 것이 더 타당하다.

간의 해독 경로에서 중요한 역할을 하는 성분으로 글루타치온과 N-아세틸시스테인, 즉 NAC이 있다.

NAC는 글루타치온 합성의 전구체로 작용해 간세포 내부의 항산화 보호막을 강화하고, 독성 물질과 활성산소에 의해 손상되는 경로를 억제하며, 장기적으로 간 기능 저하를 예방하는 데 의미 있는 도움을 줄 수 있다.

또한 NAC는 점액 용해 기능과 항염 기능이 있어 호흡기·면역·간 기능을 동시에 안정시키는 다중 경로 효과를 보이기도 한다.

글루타치온은 직접 복용 시 흡수율이 낮을 수 있지만, 제형과 용량을 적절히 선택하면 비타민 C와 함께 간 해독 경로를 강화하는 데 긍정적 역할을 한다.

그러나 간 포뮬러에도 분명한 한계는 존재한다.

베르베린은 소화기계 부작용이 꽤 흔하며, 알파리포산은 공복 복용 시 속쓰림을 유발할 수 있고, 실리마린은 장기적 데이터가 다소 부족하며, 글루타티온은 제형에 따라 효과 차이가 크다.

이 성분들은 간 기능을 개선하지만 동시에 용량 조절과 복용 시기 조절이 매우 중요하며, 간 포뮬러는 '많이 먹는 전략'이 아니라 '경로에 정확하게 개입하는 전략'이라는 점을 이해해야 한다.

결국 간은 대사 속도, 해독 능력, 염증 수준, 호르몬 균형, 혈당 조절이라는 다섯 줄기의 생명 경로를 조율하는 기관으로서, 이 장에서 다룬 포뮬러들은 단순히 지방간을 해결하기 위한 보조제가 아니라 인간의 생명 네트워크를 안정시키고 노화 속도를 늦추기 위한 근본적 개입이다.

간이 젊게 유지된다는 것은 곧 생명 전체가 젊게 유지된다는 의미이며, 이 사실은 장기별 영양 전략 중에서도 간이 왜 특별한 줄기 역할을 수행하는지를 명확히 보여 준다.

8-5. 근육 ― 60세 이후 근육이 생명이다

근육은 흔히 신체를 움직이는 기관으로만 이해되지만, 생명과학의 관점에서 보면 근육은 단순한 운동 구조물이 아니라 인체 전체의 에너지 대사, 호르몬 조절, 염증 억제, 혈당 안정, 체온 유지, 면역 기능까지 총괄하는 거대한 생명 플랫폼과도 같은 기관이다. 근육은 인체 질량의 상당 부분을 차지하는 동시에 인슐린 감수성의 절대 다수를 담당하는 조직으로서, 이 조직이 유지되는 한 노화의 속도는 완만하게 진행되지만 근육이 감소하는 순간 대사 기능이 급격히 흔들리고 호르몬 균형이 무너지고 염증 기저선이 상승하며 면역 기능이 저하되는 복합적 붕괴가 나타나기 때문에, 근육의 유지와 보호는 60세 이후 생명력의 절대적 기준이 된다.

근육량은 30대 이후 서서히 감소하기 시작해 60세 전후가 되면 '가속 단계'에 진입하며, 이 시점부터는 해마다 근육이 1퍼센트에서 2퍼센트씩 줄어들고, 70대 이후에는 10년마다 전체 근육량의 10퍼센트에서 15퍼센트가 소실되는 추세가 반복적으로 관찰된다. 이렇게 감소한 근육은 단순히 신체 기능 저하로 이어지는 것이 아니라 혈당 조절 실패, 지방간 악화, 심혈관 부담 증가, 낙상 위험 증가, 골다공증 악화, 심지어 치매 위험 증가로까지 이어진다고 보고되고 있다. 다시 말해 근육은 노화의 결과가 아니라 노화를 결정하는 기관이며, 이 기관을 보호하는 것이 장수 전략의 핵심이라는 사실이 매우 분명해진다.

근육 전략에서 가장 중요한 영양 성분은 단백질 합성의 핵심 신호를 활성화하는 루이신과 HMB다. 루이신은 mTOR 경로를 자극해 근육 단백질 합성 속도를 직접적으로 높이며, 특히 고령자에서 이 효과가 더욱 중요하다. 고령자는 젊은 사람에 비해 루이신에 대한 반응성이 떨어지기 때문에, 동일한 단백질을 섭취해도 근육 합성 효율이 낮아지는 경향이 있다. 연구에서는 루이신을 충분히 섭취한 그룹에서 근육 단백질 합성이 약 20에서 40퍼센트 증가하는 결과가 보고되었고, HMB는 특히 근육 분해 억제 효과가 커서 낙상 위험이 높거나 체중 감소 경향이 있는 고령자에게 중요한 성분으로 자리 잡는다.

근육의 에너지 생산 기반을 강화하는 성분은 크레아틴이다. 크레아틴은 인체의 고속 에너지 공급 체계인 크레아틴 인산 시스템을 강화하여 근육이 힘을 낼 수 있는 기반을 제공하며, 단순한 퍼포먼스 향상을 넘어서 노인의 보행 속도, 균형 능력, 근육 크기와 기능을 모두 개선한 데이터가 축적되어 있다. 특히 인지 기능 개선 효과도 보고되며, 이것은 근육과 뇌가 미토콘드리아·에너지·혈류 측면에서 밀접하게 연결되어 있다는 중요한 증거이기도 하다.

근육은 당연히 전신 대사와 연결되기 때문에 마그네슘의 역할도 중요하다. 마그네슘은 ATP를 활성화하는 데 필수적이며, 근육의 수축과 이완을 조절하고, 신경전달 기능을 안정시키며, 수면과 스트레스 조절까지 간접적으로 영향을 미친다. 마그네슘 결핍은 근육 경련과 피로를 유발하고, 장기적으로는 근육 단백질 합성 효율을 떨어뜨리는 경향이 반복적으로 확인되었다.

비타민 D도 근육 기능 유지의 핵심이다. 비타민 D는 단순히 뼈 건강의 비타민이 아니라 근육세포의 칼슘 조절을 돕고 근육 수축력과 재생 능력을 높이는 역할을 한다. 비타민 D 수치가 낮은 고령자는 낙상 위험이 20퍼센트에서 30퍼센트 이상 증가한다는 연구가 있으며, 근육량과 근력도 빠르게 저하되는 경향이 있다. 한국에서 비타민 D 결핍이 매우 흔하다는 점을 고려하면, 근육 전략에서 이 성분은 거의 필수적인 기반 축이라고 할 수 있다.

근육 전략에서 중요한 또 하나의 경로는 염증과 호르몬이다. 근육이 감소하면 전신 염증 수치가 올라가고, 염증이 올라가면 다시 근육이 분해되는 악순환이 발생하는데, 이를 '염증성 근감소 루프'라고 부른다. 따라서 항염 효과가 있는 성분들, 예를 들어 오메가3, 레스베라트롤, 커큐민 등은 근육 기능을 간접적으로 보호하는 중요한 조합이 될 수 있다. 또한 만성 스트레스 상황에서는 코르티솔이 상시 상승하여 근육 분해가 가속되므로, 아쉬와간다와 같은 스트레스 조절 성분은 근육 감소 속도를 완화하는 데 기여할 수 있다.

근육 포뮬러에도 당연히 한계는 존재한다. 루이신과 HMB는 단백질 합성의 강력한 신호지만 과도한 의존은 바람직하지 않고, 크레아틴은 신장 기능이 약한 사람에게는 용량 조절이 필요하며, 마그네슘은 제형에 따라 흡수율 차가 크고 설사를 유발할 수 있다. 그러나 이런 한계에도 불구하고 근육은 인간 생명 시스템의 안정성과 기동성을 동시에 책임지는 기관이므로, 근육 전략은 장수 설계에서 결코 배제될 수 없다.

결국 60세 이후에 근육을 지킨다는 것은 단순히 움직임을 유지한다는 의미가 아니라, 낙상으로 인한 급격한 건강 붕괴를 예방하고, 대사 기능을 안정시키며, 뇌와 심장의 부담을 줄이고, 삶의 속도와 활력을 지키는 가장 현실적이고 가장 과학적인 장기 전략이라고 할 수 있다. 근육은 노화를 가장 정직하게 반영하는 생체 지표이자, 노화를 가장 강력하게 되돌릴 수 있는 기관이며, 이 기관을 지키는 일이야말로 장기별 영양 전략의 중심을 구성하는 핵심이다.

8-6. 피부 — 노화를 가장 먼저 드러내는 장기

피부는 인간의 신체에서 가장 넓은 면적을 가진 장기이면서도 가장 먼저 노화의 변화를 드러내는 기관이며, 외부 세계와 가장 가까운 위치에서 끊임없이 자외선, 미세먼지, 온도 변화, 산화 스트레스, 미생물, 건조 환경 등의 공격을 받기 때문에, 피부는 시간이 흐를수록 노화의 흔적이 가장 선명하게 나타나는 생체센서와도 같은 존재다.

겉으로 보기에는 단순한 외형의 변화처럼 보이지만, 실제로 피부의 수분, 탄력, 콜라겐 구조, 색소, 미세혈관, 염증 상태는 모두 내부 장기의 생리적 변화를 반영하고 있으며, 피부가 나빠진다는 것은 단순히 외적인 문제로 끝나는 것이 아니라 인체 전체의 대사, 미토콘드리아, 염증 수준에 변화가 시작되었음을 알려 주는 신호로 해석하는 것이 더 정확하다.

피부 노화는 크게 자외선으로 대표되는 광노화와 시간 경과에 따른 내인성 노화로 구분되는데, 이 두 과정은 결국 미토콘드리아 기능 저하, 콜라겐·엘라스틴 분해, 염증성 사이토카인 증가, 항산화 효소 감소라는 공통된 경로로 수렴한다.

특히 자외선은 활성산소를 급격하게 증가시키고, 콜라겐을 분해하는 MMP 효소를 과도하게 활성화해 피부 구조를 내부에서 파괴하는데, 이 과정은 단순한 표피의 얇아짐이 아니라 장기적 관점에서 보면 미토콘드리아 기능을 떨어뜨리고 염증의 기저선을 천천히 상승시키는 구조적 공격에 가깝다.

따라서 피부 영양 전략은 미용적 목적이 아니라 인체 전체의 노화 속도를 늦추는 생명 전략의 일부로 이해해야 한다.

피부 전략에서 가장 중요한 성분은 비타민 C이다. 비타민 C는 콜라겐 합성의 필수 보조 인자로서, 콜라겐 트리플헬릭스가 안정적으로 형성되도록 돕고, 자외선에 의해 손상된 콜라겐 섬유를 재구성하는 과정에서도 중요한 역할을 한다.

또한 비타민 C는 강력한 항산화제로서 자유 라디칼에 의해 발생하는 손상을 직접적으로 억제하기 때문에 피부 탄력 유지뿐 아니라 색소 침착 억제, 미세한 염증 감소, 피부 장벽 강화 등 여러 경로에 동시에 개입하는 복합 효과를 가진다.

연구에서는 비타민 C 보충이 피부 거칠기 감소, 색소 균일도 개선, 콜라겐 밀도 증가와 관련된 긍정적 변화를 보여 주었다.

피부 노화와 밀접하게 연결된 또 하나의 핵심 성분은 아스타잔틴이다. 아스타잔틴은 항산화 능력이 비타민 C보다 수십 배 강하고, 세포막 양쪽 층 모두에 존재해 산화 스트레스를 효과적으로 차단하는 독특한 구조를 가지고 있다.

여러 임상 연구에서 아스타잔틴은 피부 탄력, 수분 유지 능력, 주름 깊이, 자외선 회복 속도를 개선하는 효과가 확인되었으며, 특히 컴퓨터나 스마트폰의 장시간 사용으로 인해 발생하는 피부 스트레스에도 긍정적 영향을 미친다는 보고가 있다.

아스타잔틴은 망막에서도 강력한 항산화제로 작용한다는 점에서, 저자의 전체 책에서 반복되는 '시각-뇌-피부의 연결'이라는 생명 축을 상징적으로 보여 주는 성분이기도 하다.

루테인과 지아잔틴은 일반적으로 황반 영양제로만 알려져 있지만, 피부에서도 항산화 기능과 광보호 효과를 발휘해 자외선 노출로 인한 홍반과 염증을 줄이고 피부색 균일도를 개선하는 효과가 보고되었다.

이 성분들은 눈에서 빛을 걸러 주듯 피부에서도 광노화 과정의 일부를 억제하며, 동시에 눈과 피부가 모두 광수용체 구조를 갖고 있는 신경계 기원의 장기라는 점에서, 이 성분의 이중 효과는 진화적으로도 매우 자연스러운 현상이라고 할 수 있다.

EGCG로 대표되는 녹차 폴리페놀 역시 피부 항염 작용과 광보호 작용을 보여 주며, 엘라스틴 분해 억제, 피지 조절, 피부 장벽 강화 등 다양한 경로에 관여한다.

폴리페놀은 장내미생물에도 영향을 미치기 때문에 피부-장 축을 개선하는 의미도 내포하고 있으며, 피부 상태가 장내미생물의 다양성과 강하게 연관된다는 최근 연구들의 흐름을 고려하면 이는 매우 중요한 생명 경로의 일부다.

히알루론산 합성 경로를 강화하는 성분들도 피부 노화 전략에서 의미가 있다. 히알루론산은 강력한 보습 능력을 기반으로 피부의 수분 탄력과 볼륨감을 유지하는 핵심 요소이며, 히알루론산 생성 경로는 비타민 C, 마그네슘, 특정 아미노산 복합체 등의 충분한 공급이 있을 때 더 효과적으로 작동한다.

수분이 부족한 피부는 미세 주름이 빠르게 증가하고 피부 장벽이 약화되며 외부 오염물질에 취약해지기 때문에, 히알루론산을 보조하는 영양 전략은 단순한 미용을 넘어 피부 면역의 첫 번째 방어선을 강화하는 의미를 가진다.

물론 피부 포뮬러에도 한계는 분명하다. 비타민 C는 고용량 섭취 시 위장 장애를 유발할 수 있고, 아스타잔틴은 장기 데이터가 많지 않으며, 루테인·지아잔틴·폴리페놀류는 개인의 대사 속도와 흡수율에 따라 효과 차이가 크다.

그러나 피부는 다양한 외부 자극을 가장 먼저 받는 장기이기 때문에, 이 성분들의 미세한 개선 효과가 장기적으로는 매우 큰 차이를 만들어 낼 수 있다는 점에서, 피부 전략은 단순한 미용이 아니라 전신 노화 예방 전략의 중요한 축이 된다.

결국 피부는 노화가 가장 먼저 드러나는 장기이며, 동시에 노화를 가장 조기에 되돌릴 수 있는 장기이기도 하다.

피부의 상태는 곧 인체 내부의 생리적 조화와 미토콘드리아 건강, 염증 수준, 수분 균형, 장내미생물 상태를 반영하는 지표이며, 이 장기에서의 개선은 단순히 외형을 넘어 건강 전반에 긍정적인 파급효과를 만들어 낸다.

따라서 피부를 보호한다는 것은 곧 생명 전체의 균형을 지키는 일이며, 영양전략의 관점에서 보면 피부는 가장 빠르게 반응하는 장기이자 가장 섬세하게 관리할 가치가 있는 장기라고 할 수 있다.

8-7. 신장 — 장수 전략에서 가장 간과되는 장기

신장은 하루에도 수천 리터에 달하는 혈액을 정교하게 여과하고, 그 속에서 필요한 물질은 다시 흡수하며 불필요한 물질은 소변으로 배출하는 생화학적 정제 시스템으로서, 외부에서 보이지 않는 곳에서 묵묵히 작동하지만 그 기능은 인간의 생명 유지와 노화 속도에 직접적으로 영향을 미치는 구조적 역할을 하고 있다. 신장은 단순히 노폐물을 배출하는 장기가 아니라 혈압, 전해질 균형, 산염기 조절, 비타민 D 활성화, 적혈구 생성 조절까지 관여하는 거대한 조절 기관이며, 이 복잡한 기능 중 어느 하나라도 흔들리기 시작하면 인체 전체의 대사 균형이 빠르게 무너지기 때문에 신장은 노화 과정에서 절대로 무시할 수 없는 핵심 장기라고 할 수 있다.

신장의 가장 큰 문제는 손상이 서서히 진행되면서도 거의 아무런 증상을 나타내지 않는다는 점이며, 실제로 신장은 50퍼센트 이상 기능이 저하될 때까지 특별한 자각 증상이 없는 경우가 많다. 그래서 많은 사람들은 신장이 건강하다고 착각한 채 장기간의 고염식, 과도한 단백질 섭취, 부족한 수분 공급, 비효율적인 대사 조절을 지속하게 되고, 결국 어느 순간 돌이킬 수 없는 기능 저하가 시작된다.

특히 동아시아인은 유전적·식습관적 특성으로 인해 소금 감수성이 서양인보다 높고, 혈압 상승에 취약하며, 평생 동안 신장에 부담을 주는 요소가 반복되기 때문에 신장은 장수 전략에서 반드시 방치해서는 안 되는 기관이다.

영양전략 측면에서 가장 중요한 성분은 마그네슘이다. 마그네슘은 신장의 전해질 균형을 유지하는 데 핵심적인 역할을 하고, 혈관의 이완을 도와 신장 혈류를 개선하며, 산염기 균형에도 관여한다. 마그네슘 부족은 고혈압과 신장 기능 저하의 위험을 높이고, 장기적으로는 칼슘이 혈관과 신장조직에 침착되는 현상을 유발할 수 있다. 이러한 점에서 마그네슘은 신장의 부담을 줄이고 기능 저하 속도를 늦추는 가장 기본적인 성분이라고 할 수 있다.

오메가3 역시 신장에서 중요한 역할을 한다. 오메가3의 항염 작용은 신장의 미세혈관에서 발생하는 염증을 완화하고, 신장 내피 기능을 안정시키며, 혈압을 낮추고 단백뇨를 줄이는 효과가 연구에서 보고되었다. 신장의 미세혈관은 염증에 매우 취약하기 때문에 항염·항산화 성분은 신장 보호에서 의미 있는 축을 형성한다. 오메가3가 혈관과 심장뿐 아니라 신장에서도 중요한 이유는 신장의 기능이 거의 전적으로 미세혈관 네트워크에 의해 유지되기 때문이다.

비타민 D는 신장에서 활성형으로 전환되기 때문에 신장 기능과 매우 밀접한 관련이 있고, 신장 기능이 떨어지면 비타민 D 활성화가 감소하고 그 결과 칼슘 대사 장애, 골밀도 저하, 면역 체계 이상 등의 문제가 연쇄적으로 발생할 수 있다. 비타민 D 보충은 신장 기능 저하 초기 단계에서 인체의 여러 조절 기능을 안정시키는 요소로 작용하고, 염증 조절과 대사 균형에도 긍정적 영향을 준다는 연구가 있다.

항산화 성분인 알파리포산과 NAC도 신장 보호에서 의미가 있다. 알파리포산은 활성산소로 인해 손상되는 미세혈관을 보호하고, 신장의 미토콘드리아 에너지 대사를 개선하며, 염증을 줄이는 역할을 한다. NAC는 글루타티온 합성을 촉진해 신장 내 항산화 방어력을 강화하고, 독성 물질이나 약물 부하로 인해 발생하는 신장 손상을 완화하는 데 도움이 된다. 이러한 성분들은 특히 만성적인 신장 부담이 있는 사람에게 유의미한 조합이 된다.

신장 포뮬러에서 반드시 언급해야 할 또 하나의 중요한 개념은 단백질과 비타민의 함량이다. 과도한 단백질 섭취는 신장에 지속적인 부담을 주기 때문에, 고령자나 신장 기능이 경계선에 있는 사람은 단백질 섭취를 오히려 조절해야 하고, 비타민 C와 같은 수용성 비타민도 고용량에서는 옥살산 형성 위험을 높여 신장 결석의 가능성을 증가시킬 수 있다. 즉 신장 전략은 '많이 먹는 전략'이 아니라 '적절히 선택하고 무리 없이 소화되는 범위에서 균형을 맞추는 전략'이어야 한다.

신장 포뮬러의 한계 역시 존재한다. 항산화 성분은 효과가 개인 차이가 크고, 마그네슘은 제형에 따라 흡수율과 부작용이 다르며, 오메가3는 산패 문제가 여전히 해결되지 않았다. 그러나 신장은 손상되면 회복이 매우 어렵고, 신장 기능 저하가 시작되는 순간 노화의 속도가 급격히 빨라지기 때문에 작은 개선이 장기적으로 매우 큰 차이를 만들어 낼 수 있다.

결국 신장은 조용하지만 노화의 가장 중요한 조절자로서 작동하며, 이 장에서 다룬 포뮬러들은 단순히 신장 건강을 위한 보조제가 아니라 노화 속도를 늦추고 대사 경로를 안정시키며 생명 전체의 균형을 유지하기 위한 정밀한 조절 전략이다. 신장은 평소에는 존재감을 드러내지 않지만, 한번 기능이 흔들리면 생명 전체가 흔들리기 때문에 장수전략에서 가장 먼저 고려해야 하는 장기 중 하나이다.

8-8. 장 — 장내미생물은 제2의 유전자

장은 오랫동안 음식물을 소화하고 영양소를 흡수하는 기관으로만 이해되어 왔지만, 분자생물학과 마이크로바이옴 연구가 급속히 발전한 지난 20여 년 동안 의학은 장을 전혀 새로운 관점에서 바라보게 되었고, 장이야말로 인체의 면역, 대사, 호르몬, 신경, 염증 반응을 조정하는 거대한 생체 네트워크의 중심이라는 사실이 밝혀졌다. 인간의 유전체가 약 수만 개의 유전 정보를 가지고 있는 반면, 장내미생물 군집은 그보다 수백 배 많은 유전자를 보유하고 있으며, 이 유전 정보는 인간의 대사 기능과 면역 체계, 감정과 사고, 노화 속도에까지 영향을 미치기 때문에 연구자들은 장내미생물을 인간의 '제2의 유전자'라고 부르게 되었다. 다시 말해 인간의 유전자는 태어날 때 정해지지만, 장내미생물의 유전자는 우리가 무엇을 먹고 어떤 생활을 하느냐에 따라 평생 변화할 수 있다는 의미다.

장의 가장 놀라운 점은 면역 기능의 70퍼센트 이상이 장에서 조절된다는 사실이다. 장 점막은 외부 미생물과 음식물, 독성물질이 끊임없이 드나드는 전선과 같은 장소이기 때문에, 이곳에는 T세포, B세포, 대식세포, 장내 상주 면역세포 등이 촘촘하게 배치되어 있으며, 장내미생물은 이 면역세포와 수백만 번의 상호작용을 통해 면역 체계의 긴장도를 결정한다. 장내미생물이 다양하고 균형 잡혀 있을수록 염증 수준이 낮아지고 면역 반응이 정교해지며, 연구에서는 장내미생물 다양성이 높은 사람일수록 자가면역질환, 알레르기, 감염 질환의 발생률이 낮다는 결과가 반복적으로 보고되었다.

장은 또한 뇌와 직접적으로 연결된 신경 네트워크를 가지고 있다. 이는 흔히 장-뇌 축이라 불리며, 장내미생물이 생성하는 단쇄지방산, 세로토닌 전구체, 특정 대사산물은 미주신경을 통해 뇌에 신호를 전달하고 감정, 스트레스 반응, 집중력, 수면과 같은 신경생리적 기능에 영향을 미친다. 실제로 장내미생물의 구성은 우울증, 불안장애, ADHD, 파킨슨병, 알츠하이머병과도 연관이 있다는 연구들이 발표되었고, 특정 프로바이오틱스가 스트레스 호르몬인 코르티솔을 낮춘다는 연구도 확인되었다. 장이 단순한 소화기관이 아니라 신경계의 일부처럼 움직인다는 사실은, 장을 보호하는 일이 곧 뇌를 보호하는 일이기도 하다는 의미다.

장의 또 다른 중요한 기능은 대사 조절이다. 장내미생물은 탄수화물과 지방의 대사 효율을 조절하고 인슐린 민감도와 혈당 반응을 결정하는 데 중요한 역할을 하며, 특정 미생물 구성은 비만과 당뇨, 지방간의 발생률과 직접적으로 연관되어 있다. 예를 들어 파이카네스 계열의 비율이 높아지면 에너지 흡수율이 증가하고 체중 증가 속도가 빨라지며, 반대로 비피도박테리움과 같은 균주가 풍부한 사람은 인슐린 민감도가 높고 염증 수준이 낮다는 연구들이 발표되었다. 장내미생물은 우리가 먹은 영양소를 단순히 소화하는 것이 아니라 그 영양소가 지방으로 저장될지, 에너지로 사용될지, 염증을 유발할지까지 결정하는 조절자라는 점에서 장수 전략에서 매우 중요한 위치를 차지한다.

장은 호르몬의 조절에도 깊이 관여하는데, 특히 GLP-1, PYY, 그렐린과 같은 식욕·포만 호르몬은 장내미생물과 장세포의 상호작용에 의해 분비되며, 이 호르몬들은 체중 조절뿐 아니라 혈당 안정과 간 기능에도 영향을 미친다. 일부 연구에서는 장내미생물이 바뀌기만 해도 식욕 조절 패턴이 변화하고, 스트레스 반응이 안정되며, 체중이 자연스럽게 감소한다는 흥미로운 결과도 보고되었다.

따라서 장 영양 전략은 단순히 프로바이오틱스를 복용한다는 의미를 넘어서 장내미생물이 성장하고 유지될 수 있는 생태 환경을 만드는 일이며, 이 생태가 안정되면 면역, 대사, 신경, 호르몬이 동시에 안정되는 다중 경로 효과가 나타난다. 가장 기본적인 전략은 특정 균주에 근거를 둔 프로바이오틱스와 프리바이오틱스를 함께 사용하는 방식이다.

Lactobacillus rhamnosus GG는 장 점막 강화와 바이러스성 설사 단축 효과를 보였고, Bifidobacterium longum은 불안과 스트레스 감소와 관련이 있으며, Akkermansia muciniphila는 장 점막을 보호하고 대사 기능을 개선한다는 연구들이 발표되었다.

프리바이오틱스는 이 균주들이 장에서 자리 잡고 증식하도록 돕는 섬유질이며, 이 두 가지의 조합이 장 생태계의 기초를 형성한다.

그러나 장 전략에도 반드시 고려해야 할 한계가 있다. 프로바이오틱스는 균주별 효과가 매우 다르고, 개인의 장내 환경에 따라 같은 제품이라도 전혀 다른 반응이 나타날 수 있으며, 일부 사람에게는 복부 팽만이나 가스 증가 같은 부작용이 나타날 수 있다. 또한 장내미생물의 변화는 단기간에 이루어지지 않기 때문에 꾸준한 섭취와 생활 습관 개선이 필수적이다. 그럼에도 불구하고 장을 안정시키는 일은 면역을 조절하고 뇌를 보호하며 대사 기능을 유지하고 전신염증을 낮추는 가장 근본적인 전략이며, 이는 단순한 소화 개선을 넘어 생명 전체의 네트워크를 안정시키는 핵심 축이라는 점에서 장을 관리하는 일은 장수 전략의 출발점이라고 할 수 있다.

장내미생물은 인간이 가진 두 번째 유전체이며, 이 유전자는 바꿀 수 있고 조절할 수 있으며 관리할 수 있다. 따라서 장을 보호하고 강화하는 일은 유전자를 다시 쓰는 행위에 가깝고, 이는 노화 속도와 생명력의 곡선을 바꾸는 가장 실질적이고 과학적인 접근이 된다.

8-9. 안과(망막·황반)
— 시각 기능을 지키는 항산화·대사 영양학

눈은 인간이 가진 감각기관 중 가장 복잡하고 정교한 구조를 갖춘 기관이며, 빛이라는 미세한 에너지 신호를 전기적 신경정보로 변환해 뇌로 전달하는 과정은 생물학적 기술의 정점이라 불러도 무방할 만큼 높은 정밀도를 요구한다. 망막은 단순한 감각기관이 아니라 뇌에서 떨어져 나온 신경조직이며, 특히 황반은 인간 시각의 해상도와 색채를 결정하는 정보 처리의 중심부로서, 이 작은 조직이 받는 산화 스트레스와 대사 부담은 인간의 어떤 장기보다도 빠르고 강렬하다. 그래서 시각은 인간이 노화를 감지하는 가장 초기의 감각이며, 시력이 무너지는 과정은 곧 뇌 기능의 미세한 흔들림이 시작되었다는 신호로도 해석될 수 있다.

망막과 황반의 노화를 설명하는 가장 핵심적인 개념은 산화 스트레스와 미토콘드리아 기능 저하다. 광수용체는 하루에도 수천 번씩 빛을 전기 신호로 전환하는 고에너지 세포이기 때문에 미토콘드리아를 과도하게 소모하고, 이 과정에서 발생하는 활성산소는 다른 장기보다 훨씬 빠르게 축적된다. 황반 중심와는 지방산 함량이 높아 산화에 취약하며, 이곳에 축적된 독성 부산물들은 망막 신경세포를 직접적으로 손상시키고 시각 정보 처리의 속도와 정밀도를 저하시킨다. 결국 눈은 노화 스트레스의 최전선에 놓여 있는 장기이며, 이 장기의 기능을 지키는 일은 단순한 시력 보존이 아니라 뇌와 전신의 노화 속도를 늦추는 가장 섬세한 전략이라고 볼 수 있다.

이 지점에서 루테인과 지아잔틴의 역할이 시작된다. 루테인과 지아잔틴은 황반 중심부에 밀집해 있는 색소로서, 청색광을 선택적으로 흡수해 광독성 스트레스로부터 시세포를 보호하며, 동시에 강력한 항산화 물질로 작용해 광수용체에서 발생하는 자유 라디칼을 제거한다. AREDS2 연구는 이 두 성분이 황반 변성의 진행을 늦추고 시각 기능을 보호하는 데 의미 있는 효과가 있음을 반복적으로 확인했으며, 특히 루테인 농도가 높은 사람은 노화로 인한 대비감도 저하가 덜하다는 결과도 보고되었다. 이는 황반이 독립된 감각조직이 아니라 시각 정보의 해상도를 유지하는 신경 필터라는 점을 고려하면 극히 자연스러운 현상이다.

아스타잔틴은 황반과 망막에서 루테인·지아잔틴과 함께 작용하는 강력한 항산화 성분이다. 아스타잔틴은 세포막 양쪽 층에 걸쳐 위치하는 독특한 구조 덕분에 산화 스트레스를 다층적으로 차단하며, 광수용체의 피로를 줄이고 망막 모세혈관의 혈류를 개선하는 효과가 보고되었다. 최근 연구에서는 아스타잔틴이 디지털 기기 사용으로 생기는 눈의 피로를 완화한다는 결과도 제시되었고, 이는 현대인이 경험하는 시각 스트레스에 가장 현실적이고 과학적인 대응 전략이 될 수 있다. 무엇보다 아스타잔틴은 뇌에서도 항산화 효과를 보인다는 점이 중요한데, 이는 시각-뇌 축이 하나의 통합된 신경회로라는 사실을 다시 한번 보여 주는 결정적 증거라 할 수 있다.

DHA 역시 망막에서 핵심 역할을 한다. DHA는 광수용체 외절막의 주요 구성성분으로서 광전달 효율을 결정하는 세포막의 유연성과 재생 능력을 조절하며, DHA가 부족하면 시세포의 반응속도와 신호 전달 능력이 저하되는 것이 여러 연구에서 확인되었다. DHA 보충은 황반 변성 위험을 약 30퍼센트 감소시키고, 시각 처리 속도와 대비 감도 개선에 긍정적 영향을 미친다는 보고가 있다. DHA의 이중 역할은 매우 흥미로운데, 뇌의 시냅스 기능을 강화하면서 동시에 망막 기능을 지키는 이중 경로로 작용한다는 점에서, DHA는 단순한 영양제가 아니라 시각과 뇌를 동시에 보조하는 고유한 생명 축의 조절자라 할 수 있다.

비타민 C와 비타민 E는 활성산소로부터 망막 신경세포를 보호하는 항산화 보호막을 형성하며, 아연과 구리는 AREDS2 포뮬러의 핵심으로서 시세포 기능 유지에 중요한 역할을 한다. 아연은 망막의 항산화 효소와 비타민 A 대사에 관여하며, 구리는 고용량 아연으로 인해 발생할 수 있는 결핍을 방지하는 보완적 역할을 수행한다. 이러한 조합은 수많은 연구에서 황반 변성 고위험군의 시력 저하 속도를 늦추는 효과가 확인되었고, 이는 항산화·대사·미세혈관 기능이 황반에서 얼마나 중요하게 작동하는지를 보여 준다.

베르베린과 비타민 D는 망막 혈관 대사에서 중요한 역할을 한다. 베르베린은 혈당과 염증을 낮추는 대사 조절 기능을 통해 당뇨성 망막병증의 위험을 낮출 가능성이 제기되고 있고, 비타민 D는 망막의 미세혈관 안정성과 면역 균형을 유지하는 데 도움을 준다는 연구가 있다. 특히 한국처럼 비타민 D 결핍이 흔한 지역에서는 이 성분의 중요성이 더욱 크다.

안과 포뮬러에도 한계는 존재한다. 루테인과 지아잔틴은 흡수율이 개인마다 크게 다르고, 아스타잔틴은 장기 연구가 충분하지 않으며, DHA는 품질 편차가 크고 산패 위험이 존재한다. 또한 비타민 E는 고용량에서 출혈 위험과 관련된 논란이 있어 적정 용량 조절이 반드시 필요하다. 그럼에도 불구하고 이 성분들은 망막이라는 고도 정밀 조직이 겪는 광독성과 대사 부담을 완화하고, 뇌-시각 신호 흐름의 안정성을 유지하며, 노화의 가장 초기 징후가 드러나는 조직을 지키는 데 핵심적인 역할을 수행한다.

결국 시각 영양 전략은 단순히 눈을 보호하는 일이 아니라, 뇌와 인지 기능을 함께 보호하는 전략이며, 인간이 세상과 연결되는 가장 중요한 감각의 해상도와 속도를 유지하는 문제이기 때문에, 이 장의 포뮬러는 육체적 건강과 정신적 삶의 질을 동시에 지키는 정밀한 개입이다.

시력을 지키는 일은 뇌를 지키는 일이고, 뇌를 지키는 일은 곧 인간의 삶 자체를 지키는 일이다. 이 단순하면서도 깊이 있는 진실이, 본장을 장수 전략의 가장 중요한 축 중 하나로 만든다.

8-10. 심부온도 · 수면 · 스트레스
— 장기 간섭의 숨은 축

인체의 장기들은 저마다 고유한 기능을 수행하지만, 이 모든 기능은 일정한 심부온도와 안정된 수면 리듬, 조절된 스트레스 반응이라는 보이지 않는 생리적 배경 위에서 유지되며, 이 배경이 흔들리는 순간 뇌 · 심장 · 간 · 근육 · 피부 · 신장 · 장 같은 개별 장기들이 아무리 강력한 영양적 지원을 받아도 원하는 방향으로 반응하지 못하고 오히려 대사 효율이 떨어지는 일이 반복된다. 심부온도, 수면, 스트레스라고 하는 이 세 가지 축은 생명 시스템의 토양처럼 작용하며, 이 토양이 비옥하지 않으면 그 위에 얹어지는 영양전략과 치료 전략이 충분한 효과를 발휘하기 어렵다. 따라서 장수 전략이라는 거대한 설계도 속에서 이 축을 단지 환경요인으로 치부하는 것은 매우 위험한 오해이며, 사실상 이 축이 장기 기능의 조종석을 쥐고 있다고 보는 것이 더 정확한 해석이다.

심부온도는 우리가 거의 의식하지 못하지만 생명 유지에 가장 기본적인 '열의 균형'을 결정하며, 이 온도 조절은 대사 속도, 미토콘드리아 활동, 호르몬 분비, 혈관 확장과 수축, 면역 세포의 활성도 등 모든 생리적 기능의 방향을 결정짓는 조절 축이다. 심부온도가 0.5도만 낮아져도 대사 효율은 눈에 띄게 떨어지고, 근육의 에너지 생성 속도는 둔화되며, 면역 반응은 느려지고, 수면의 질과 뇌의 회복 능력이 저하되는 현상이 나타난다. 반대로 심부온도가 안정적으로 유지되면 장기들은 모든 대사와 회복 경로를 최적화된 속도로 가동하며, 영양 성분이 세포 내에서 더 높은 효율로 흡수되고 선택적으로 전달되는 경향을 보인다. 이러한 이유로 온열요법, 열자극 운동, 미세한 체온 변동을 조절하는 생활습관이 장수 연구에서 중요한 요소로 포함되어 온 것이다.

수면은 장기 간섭을 조율하는 두 번째 축으로, 단순히 피로를 회복하는 과정이 아니라 뇌와 신경계가 하루 동안 축적된 노폐물을 제거하고 기억을 재정렬하며, 심장 박동 리듬과 혈압을 재설정하고, 간에서의 해독과 대사를 정리하며, 장내미생물의 활성 패턴을 변화시키고, 피하조직의 회복과 피부 구조를 복원하는 일련의 생리적 재정비 과정으로 이루어져 있다. 수면이 부족해지면 스트레스 호르몬인 코르티솔과 아드레날린이 과도하게 분비되고, 인슐린 저항성이 급격히 증가하며, 혈관 내피 기능이 떨어지고, 뇌의 신경 회로가 피로함을 호소하기 시작하며, 장내미생물 구성도 단기간에 부정적인 방향으로 변한다. 실제로 단 5일간의 수면 부족만으로도 염증 지표가 상승하고 혈당 조절 능력이 떨어진다는 연구 결과들이 반복적으로 보고되었으며, 이 과정은 장기별 영양전략의 효과를 어느 정도 상쇄하는 방향으로 작동할 수 있다.

스트레스는 이 축 중 가장 간과되지만 생명 시스템에 미치는 영향력은 매우 크다. 스트레스 반응은 원래 생존을 위해 설계된 구조로, 단기적인 스트레스는 오히려 신체의 적응력을 강화하지만, 현대인의 환경에서는 스트레스가 만성화되어 코르티솔이 하루 종일 높게 유지되는 형태가 반복되고, 이 상태가 지속되면 뇌의 신경세포와 시냅스 기능이 서서히 저하되고, 지방 저장이 증가하며, 인슐린 저항성이 악화되고, 간 대사가 무거워지며, 심장의 부담이 늘고, 장내미생물 구성은 스트레스에 취약한 형태로 변하면서 전신 염증이 상승하는 악순환이 시작된다. 이런 상황에서는 어떤 영양 포뮬러를 사용해도 효과가 제대로 발휘되지 않고, 장기들이 충분히 회복되지 못한 채 상시 긴장 상태에 놓이게 된다.

이 축을 안정시키는 데에는 마그네슘, 오메가3, L-테아닌, 아쉬와간다, 글리신 등이 중요한 역할을 한다. 마그네슘은 신경계의 과흥분을 안정시키고 수면의 질을 높이며, 오메가3는 스트레스 호르몬을 낮추고 염증 반응을 억제하며, L-테아닌은 알파파 증가를 통해 정신적 안정과 집중력을 동시에 강화한다는 연구가 있다. 아쉬와간다는 코르티솔 수치를 평균 25퍼센트에서 30퍼센트까지 감소시키고, 스트레스 상황에서 장기 기능이 무너지지 않도록 완충작용을 하는 적응제 역할을 한다. 글리신은 체온 조절과 수면의 깊이를 향상시키며, 뇌의 흥분 신호를 완화해 재생 능력을 강화하는 기능을 한다.

물론 이 축에도 한계는 존재한다. 스트레스 조절 성분들은 개인별 반응 차이가 크고, 수면 보조 성분은 일시적 효과에 그치는 경우가 있으며, 심부온도 조절은 생활습관의 영향이 매우 크기 때문에 영양제만으로는 충분하지 않을 수 있다. 그러나 이러한 한계에도 불구하고 이 축을 안정시키는 일은 장기별 영양전략의 모든 효과를 결정하는 기반을 마련하는 작업이기 때문에, 장수 전략에서 이 축을 가볍게 여기는 것은 매우 큰 오류다.

결국 심부온도, 수면, 스트레스라는 세 축은 장기 기능을 조율하는 숨겨진 조종실과 같은 존재이며, 이 세 축이 안정될 때 뇌는 명료함을 되찾고, 심장은 흔들림 없이 리듬을 유지하며, 간과 장은 대사 경로를 효율적으로 정리하고, 근육은 에너지 반응성이 높아지고, 망막과 황반은 광스트레스를 견디는 힘을 회복한다. 다시 말해 이 축은 눈에 보이지 않지만 장수전략의 근본적인 토대를 이루며, 여기서의 균형이 장기별 영양전략의 성공 여부를 결정한다고 할 수 있다.

9장

연령대 · 직업별 최적화 루틴

20대는 인간의 생명 시스템이 가장 높은 효율을 발휘하는 시기이며, 미토콘드리아의 수와 기능이 풍부하고 근육·간·뇌·심장의 회복력 역시 최고조에 도달한다. 하지만 이 생물학적 황금기는 놀랍도록 쉽게 손상된다. 그 이유는 이 나이가 지닌 강점과 약점이 동시에 존재하기 때문이다. 외부 스트레스에 적응하는 능력은 뛰어나지만, 무리한 생활 패턴을 반복할 경우 손상이 축적되는 속도 역시 빠르며, 특히 20대의 생리적 변화는 미세하지만 추후의 노화를 결정할 만큼 중요한 의미를 갖는다.

20대의 생리적 특징 — 빠른 회복 능력과 빠른 소모가 공존한다

20대는 근육 세포의 단백질 합성이 빠르게 일어나고, 뇌의 신경가소성이 높은 상태이며, 간의 대사 능력도 강력해 체내 독성물질 처리 속도가 빠르다. 수면만 충분하다면 하루 동안의 피로는 금세 회복되고, 열정·집중력·생산력 모두가 비교적 안정적으로 유지된다.

그러나 이 강한 시스템은 나름의 '대가'를 요구한다. 고강도의 학업, 직장 업무, 야근, 디지털 기기의 과도한 노출, 카페인 중심의 삶, 불규칙한 식사, 밤낮이 뒤바뀐 수면 패턴은 20대의 대사 경로를 서서히 마모시키며, 이러한 마모는 30대 이후의 대사 장애와 피로 누적의 깊은 원인이 된다.

20대의 생명 시스템은 강력하지만 섬세한 조율을 필요로 하는 고성능 엔진과 같아서, 적절한 영양과 생활 균형을 유지한다면 효율은 극대화되지만, 관리 없이 과다하게 사용하면 회복 능력이 갑자기 낮아지는 시점이 찾아온다.

바로 이 지점에서 20대의 영양전략이 단순한 보조제가 아니라 평생의 건강·수명·대사 속도를 결정하는 투자라는 사실이 드러난다.

20대가 영양전략을 시작해야 하는 핵심 이유 3가지

첫째, 대사의 첫 번째 붕괴 신호가 20대 후반에 나타난다.

정상 체중이라도 혈당 반응이 흔들리기 시작하며, 밤에 먹은 음식의 대사 속도가 느려지고, 체지방이 잘 빠지지 않는 체질로 서서히 이동한다. 이 과정은 매우 조용하게 진행되어 본인은 거의 감지하지 못한다.

둘째, 디지털 시대의 망막과 뇌는 20대에서 이미 과부하 상태다.

스마트폰·모니터·인공조명·블루라이트는 매일 망막 색소를 소모시키고 뇌에 지속적 피로 신호를 전달한다. 이는 기존 세대의 20대가 경험하지 못한 환경 부담이다.

셋째, 미세 염증의 축적이 20대부터 시작된다.

운동 부족, 불규칙한 식사, 스트레스, 수면 부족은 전신염증의 기저선을 높이고, 이 염증 축은 40대 이후의 대사 질환으로 이어진다. 즉 20대는 염증 축을 '낮출 수 있는 마지막 시기'다.

20대 최적화 루틴의 핵심 축

20대는 다음 세 경로를 중심으로 루틴을 설계하는 것이 가장 과학적이다.

- 에너지 · 미토콘드리아 활성화
- 대사 안정화 · 간 기능 보호
- 시각 · 뇌 피로 완화

각 경로는 서로 밀접히 연결되어 있어, 한 경로의 개선이 곧 다른 경로의 안정성을 높인다.

1) 에너지 · 미토콘드리아 활성화 경로

20대는 에너지 생성력이 뛰어나지만, 이 에너지 생성은 카페인과 스트레스 반응에 지나치게 의존하는 경향이 있다.

이때 미토콘드리아 조절 성분은 단순히 '피로 개선'이 아니라 미토콘드리아의 효율을 높여 장기적 손상을 줄이는 기전을 가진다.

- 알파리포산: 미토콘드리아 에너지 대사를 촉진하고 포도당 이용률을 높임.
- 코엔자임 Q10(코큐텐): ATP 생성 과정 안정화.

- 마그네슘: ATP가 에너지로 작동하려면 마그네슘이 결합되어 있어
 야 함.

마그네슘 부족은 20대에서 매우 흔하다.

카페인·인스턴트 식품·야근·스트레스는 신장에서 마그네슘 배
출을 증가시킬 뿐 아니라 신경계 과흥분을 유발해 수면의 질을 떨어
뜨린다.

따라서 20대의 미토콘드리아 축은 마그네슘 + 알파리포산 + 코큐텐
조합이 가장 합리적이고도 과학적이다.

2) 대사 안정화·간 기능 보호 경로

20대는 지방간이 생길 가능성이 가장 낮은 연령처럼 보이지만, 실
제 임상에서는 20대 지방간 환자가 빠르게 증가하고 있다. 주된 원인
은 야식, 고당분 음료, 술, 고지방 식품, 긴 스트레스, 짧은 수면이다.

이 시기에는 다음 성분이 의미 있다.

- 베르베린: 혈당 변동성 감소, 인슐린 민감도 개선, 지방 축적 억제
- NAC: 간 해독, 글루타티온 생성 촉진
- 오메가3: 지방간 초기 단계 완화, 염증 및 혈관 내피 기능 개선

20대는 간 기능 회복 속도가 빠르기 때문에 대사 경로를 조기에 안

정화하면 40대 이후의 대사장애를 거의 막을 수 있다.

3) 시각·뇌 피로 완화 경로

20대는 시력이 가장 좋은 시기처럼 느껴지지만, 망막 부담은 어느 세대보다 높다.

현대의 20대는 하루 평균 7~10시간을 디지털 화면과 함께 보내며, 이는 망막 색소 소모를 가속한다.

따라서 루틴에는 다음이 포함된다.

- 루테인·지아잔틴: 황반 색소 보존, 대비 감도 유지
- 아스타잔틴: 광독성·망막 스트레스 완화, 디지털 피로 개선
- DHA: 뇌·망막 신경막의 유연성 유지, 시각 신호 처리 향상

특히 DHA는 이 시기에 가장 중요한 성분 중 하나다.

뇌의 가소성이 높은 20대는 DHA 보충에 대한 반응이 매우 크다.

20대의 실제 하루 루틴 예시

아침에는 에너지 대사를 돕는 알파리포산과 오메가3, DHA를 함께 복용한다.

점심에는 간 해독 경로를 지지하는 NAC를 포함하고, 장시간의 책

상 생활이 이어지는 날에는 뇌와 시각 경로를 돕기 위해 루테인과 지아잔틴을 추가한다.

저녁에는 신경계 회복과 수면의 질을 높이기 위해 마그네슘을 복용하면 전체 루틴이 안정적으로 완성된다.

이 루틴은 단순한 보조가 아니라 20대의 생명 시스템을 '고효율·저손상'으로 유지하게 해 주는 전략이다.

9-2. 30대 루틴
― 스트레스·피로·대사·눈의 조율이 필요한 시기

30대는 인간의 삶에서 가장 많은 일이 동시에 벌어지는 시기이며, 생명 시스템 또한 가장 복잡한 형태의 변화와 조율을 요구하는 시기다.

20대까지는 회복력과 적응력이 모든 무리한 생활습관을 어느 정도 덮어 주었지만, 30대에 들어서면 그동안 쌓인 생리적 부담이 미세하게 표면으로 떠오르기 시작하며, 그 변화는 대부분 스트레스와 피로, 수면, 대사, 시력이라는 네 가지 영역에서 가장 먼저 감지된다.

30대는 책임과 역할이 급격히 증가하는 시기이며, 업무 강도와 스트레스가 정점에 달하고, 육아·직장·가정·사회적 역할이 한꺼번에 겹치며 신경계는 하루 종일 긴장 상태를 유지한 채 충분한 회복 시간을 갖지 못하게 된다.

이러한 생활 패턴은 코르티솔 리듬을 교란시키고, 수면의 깊이를 떨어뜨리며, 대사 효율을 불안정하게 만들고, 눈과 뇌의 피로를 빠르게 누적시키는 방향으로 작용한다.

다시 말해, 30대는 생물학적 나이가 본격적으로 상승하는 시점이며, 그 속도는 개인의 루틴에 따라 극적으로 달라질 수 있다.

30대의 생리적 특징 — 올라가는 부담과 떨어지는 회복력

30대의 생리적 구조를 가장 잘 설명하는 단어는 상승하는 부담과 감소하는 회복 속도라는 역설적인 조합이다.

1) 스트레스 호르몬의 리듬이 미세하게 흔들린다

20대까지 안정적으로 유지되던 코르티솔의 일중 리듬은 30대에 접어들면서 아침 분비량이 줄어들고 오후와 저녁에 높아지는 현상이 관찰되기 시작한다.

이 리듬 변화는 단순한 피로가 아니라 대사·면역·수면·뇌 기능 전체에 영향을 미치는 생명 시스템의 축 변형이다.

2) 수면의 깊이가 감소한다

수면은 뇌뿐 아니라 심장·간·장·피부·근육·호르몬이 회복되는 시간인데, 30대에는 수면 깊이의 미세한 저하가 반복되며 그 결과 피로는 다음 날로 이월되고 집중력과 정서적 안정성이 떨어지고 대사 효율이 낮아지는 악순환이 시작된다.

3) 간 대사 부담이 증가한다

30대 후반으로 갈수록 간에서 지방 축적과 염증 수준이 상승하는 경향이 나타나며, 이는 혈당 변동성과 함께 체중 증가·피로 누적·심혈관 부담으로 이어진다.

4) 시각 피로가 가속된다

업무와 디지털 환경이 결합하면서 20대보다 훨씬 긴 시간 동안 모니터를 바라보게 되고, 이 과정은 황반 색소의 소모를 증가시키고 대비 감도와 시각 처리 속도를 미세하게 떨어뜨린다. 이 모든 변화는 독립적으로 발생하는 것처럼 보이지만 실제로는 하나의 축에서 연결되어 있으며, 따라서 30대 루틴은 스트레스-수면-대사-시각을 하나의 시스템으로 정렬하는 전략이 되어야 한다.

30대 루틴의 핵심 구성

30대를 위한 최적화 루틴은 다음 네 가지 생명 축을 중심으로 설계하는 것이 가장 과학적이다.

- 스트레스 축 안정화
- 수면 회복력 강화
- 간·대사 조절
- 시각·뇌 기능 보호

각 요소는 서로 영향을 미치며 어느 하나가 불안정해지면 다른 장기들도 구조적으로 흔들리기 때문에 30대 루틴은 항상 통합적이어야 한다.

1) 스트레스 축 안정화 — 30대 루틴의 중심

30대의 생물학적 시간을 좌우하는 가장 중요한 요소는 스트레스다.

스트레스가 단순히 기분의 문제가 아니라 신경계·내분비계·면역·대사·수면을 동시에 흔드는 '마스터 신호'라는 사실은 이미 수백 편의 연구에서 확인된 바 있다.

30대 스트레스 조절의 핵심 성분은 다음과 같다.

- 아쉬와간다: 아쉬와간다는 30대의 루틴에서 거의 필수에 가깝다. 임상 연구에서 평균 25~30퍼센트의 코르티솔 감소 효과가 관찰되었고, 이로 인해 불안·긴장·신경 흥분도를 낮추어 수면 질과 회복력을 향상시키는 역할을 한다.
- 마그네슘: 마그네슘 부족은 스트레스에 가장 취약한 상태를 만들

며 신경계의 과흥분, 근육 긴장, 수면 저하를 야기한다. 마그네슘
은 이 과흥분 상태를 자연스럽게 진정시키는 신경 안정기 역할을
담당한다.
- L-테아닌: L-테아닌은 알파파를 증가시켜 스트레스 상황에서도 뇌
의 안정된 집중 상태를 돕고, 카페인 과다로 인한 신경 흥분을 완
화한다.

이 세 성분은 30대 스트레스 축에서 완벽한 3중 방어를 형성한다.

2) **수면 회복력 강화** — 낮에 쌓인 생리적 부채를 갚는 시간

30대는 수면의 질이 떨어지는 시기이므로 수면을 단순한 휴식이 아
니라 재생·정리·회복·정비의 시간으로 바라보는 관점이 필요하다.
마그네슘은 심부 체온 조절과 신경 안정화에 기여한다.
글리신은 체온을 미세하게 낮추어 숙면을 돕는다.
테아닌은 잠들기 전의 정신적 긴장을 낮추는 데 도움이 된다.
이 성분들은 약물성 수면제가 아니라 수면의 구조 자체를 부드럽게
조정하는 역할을 한다.

3) **간·대사 조절** — 30대의 생명 속도를 유지하는 기초

30대는 잘 먹으면 바로 체중이 늘고, 조금만 늦게 자도 다음 날 피로

가 누적되며, 스트레스가 쌓이면 혈당 변동성이 커지고, 술자리가 잦으면 지방간이 생각보다 빨리 진행된다.

이때 필요한 성분은 다음과 같다.

- 베르베린: 혈당·인슐린·지방 축을 동시에 조절하는 경로를 가진 성분으로 30대 후반 대사의 안정성을 유지하는 데 강력한 효과가 있다.
- 알파리포산: 포도당 대사를 개선하고 간과 근육의 에너지 이용 효율을 높인다.
- NAC: 간에서 글루타티온 생산을 도와 스트레스·음주·환경 독성에서 발생하는 산화 스트레스를 완화한다.

이 세 성분은 40대 이후의 대사장애를 사실상 '예방'하는 의미를 가진다.

4) 시각·뇌 기능 보호 — 30대의 과로 환경에서 필수적인 축

30대는 뇌 피로와 시각 피로가 가장 빠르게 증가하는 시기다.

장시간의 디지털 업무는 황반 색소를 소모시키고 광독성 스트레스를 축적시키며 이 과정은 뇌 피로와도 직접 연결된다.

루테인·지아잔틴은 황반을 보호하고 대비 감도를 유지한다.

아스타잔틴은 디지털로 인한 광스트레스를 완화한다.

DHA는 뇌와 망막의 신경막을 안정시키는 가장 중요한 성분이다.

30대는 특히 DHA가 매우 중요하다. 뇌의 신경가소성이 감소하기 시작하는 시기이기 때문이다.

30대의 실제 하루 루틴 예시

아침에는 DHA와 오메가3, 알파리포산을 복용하여 하루의 뇌·대사 기반을 안정화한다. 점심에는 베르베린과 NAC를 복용해 혈당·간 대사·해독 경로를 지지한다. 업무 강도가 높은 날이라면 오후나 저녁에 루테인·지아잔틴·아스타잔틴을 복용하여 시각 피로를 관리하고 뇌의 부담을 줄인다. 밤에는 마그네슘과 L-테아닌, 필요하다면 글리신을 추가해 수면의 깊이를 회복시키며 하루 동안 축적된 생리적 부채를 정리한다.

이 루틴은 단순한 피로 회복이 아니라 30대의 생명 시스템이 붕괴하는 속도를 늦추고 40대 이후의 건강 기반을 정교하게 준비하는 전략이다.

9-3. 40대 루틴
— 호르몬·염증·간을 중심축으로 재설계해야 하는 시기

40대는 인간의 생명 시스템이 근본적인 변화를 겪기 시작하는 시기

로, 그 변화는 단순한 노화라는 말로는 설명되기 어려울 만큼 복잡하고 다층적이다.

이 시점에서 인체는 더 이상 20·30대처럼 스트레스와 대사 부담을 가볍게 처리하지 못하며, 호르몬의 분비 패턴이 서서히 달라지고, 염증의 기저선이 무겁게 상승하며, 간의 해독 능력과 대사 효율이 눈에 띄게 떨어지는 현상이 일어난다.

이 변화들은 각각 따로 발생하는 것처럼 보이지만 실제로는 하나의 축에서 연결되어 있고, 이 축을 이해하지 못하면 40대 이후의 루틴은 절대 제대로 작동하지 않는다.

40대는 생명 시계의 바늘이 본격적으로 방향을 바꾸기 시작하는 구간이며, 이 시기에 어떤 전략을 사용하느냐에 따라 50대와 60대의 건강 곡선은 완전히 다른 모습으로 펼쳐진다.

40대 생리 변화의 핵심 — '세 가지 축의 붕괴'가 시작된다

40대를 가장 정확하게 설명하는 표현은 호르몬 축, 염증 축, 간·대사 축이 동시에 흔들리기 시작한다는 것이다.

1) 호르몬 변화가 신체 리듬을 바꾼다

40대는 남녀 모두에서 호르몬 변화가 시작되는 시기로, 이런 변화는 단지 생식 호르몬만의 문제가 아니라 기억력·수면·감정 안정·체중·피로·대사 속도 같은 삶의 모든 요소를 흔드는 생명 시스템의 근본적 조정이다.

이 시기에는 스트레스 호르몬 코르티솔의 패턴이 흐려지고, 성장호르몬 분비가 급격히 감소하며, 남성의 테스토스테론은 느리지만 꾸준히 줄어들고, 여성은 폐경 이전의 급격한 호르몬 변동을 겪는다. 이 변화는 심장·뇌·간·장 등 거의 모든 장기의 기능 조절에 파급되며, 40대의 피로·수면 저하·체중 증가·우울감·집중력 저하 같은 현상들은 대부분 이 호르몬 축의 변화에서 기인한다.

2) 염증의 기저선이 높아진다

20~30대의 염증은 일시적이지만 40대의 염증은 '기저선의 상승'이라는 형태로 나타난다. 이는 인체가 더 이상 손상과 스트레스를 이전의 속도로 회복하지 못함을 의미한다. 염증 기저선 상승은 간 지방 증가, 혈관 내피 기능 저하, 면역 반응의 불균형, 지방 대사 불안정, 체중 증가, 뇌 피로 증가 같은 변화를 촉발한다.

3) 간·대사 시스템의 효율이 감소한다

40대는 간이 여러 기능 중 일부를 조금씩 놓치기 시작하는 시기다.

지방·탄수화물·약물·호르몬 대사의 부담을 예전처럼 빠르게 처리하지 못하며, 그 결과 혈당 변동성이 커지고, 야간 피로가 심해지고,

체지방이 쉽게 축적되는 몸으로 변화한다. 이 세 가지 변화는 40대의 모든 건강 패턴을 결정짓는 핵심 생물학적 축이다.

40대 루틴이 반드시 달라져야 하는 이유

40대는 더 이상 20대·30대에서 사용했던 '에너지 집중형 루틴'만으로는 해결되지 않는다.

이 시기에는 호르몬을 지지하고, 염증을 낮추고, 간 대사를 회복시키는 전략이 생명 시스템 전체를 살리는 가장 중요한 루틴이다.

40대의 루틴은 다음 세 축을 중심으로 설계한다.

- 호르몬 축의 안정화
- 염증 및 혈관 내피 기능 조절
- 간·대사 경로의 회복

각 요소는 서로 밀접하게 연결되어 있어 한 축이 균형을 잃으면 나머지 축도 연쇄적으로 흔들린다.

1) 호르몬 축을 안정시키는 전략 — 40대 루틴의 핵심

40대 호르몬 축을 안정시키는 데 가장 중요한 역할을 하는 성분은 비타민 D, 마그네슘, 아쉬와간다 세 가지다.

- 비타민 D: 비타민 D는 단순한 뼈 건강의 비타민이 아니라 호르
  몬·면역·대사·뇌 기능을 조절하는 신체의 '상위 통제자' 역할을
  한다. 40대에 비타민 D 결핍은 매우 흔하며, 이 결핍은 피로·우울
  감·호르몬 불균형·면역 저하·체중 증가로 연결된다. 따라서 비
  타민 D는 40대 루틴의 기본 축이다.
- 마그네슘: 마그네슘은 호르몬 분비 리듬을 부드럽게 조절하고 수
  면을 안정시키며 신경계를 보호하는 역할을 한다. 40대에는 스트
  레스·음주·커피·운동량 감소로 인해 마그네슘 소모가 증가하므
  로 반드시 안정적인 보충이 필요하다.
- 아쉬와간다: 아쉬와간다는 코르티솔 조절과 스트레스 반응 안정
  화에 탁월하며, 40대의 불안·피로·무기력·수면 저하를 완화하
  는 데 특히 효과가 좋다.

2) 염증 및 혈관 내피 기능 조절 — 40대 건강의 방향성을 결정하는 축

40대의 염증 조절은 전신 건강을 지키는 가장 중요한 전략이다.

- 오메가3: 혈관 내피 기능을 개선하고 심장과 뇌의 혈류를 안정시
  키며 전신 염증을 낮춘다. 40대에서 오메가3의 효과는 20·30대보
  다 훨씬 크다.
- 알파리포산: 항산화 작용을 통해 혈관·간·뇌의 산화 스트레스를
  완화하고 대사 기능을 강화한다.

- 비타민 C・E・아스타잔틴: 강력한 항산화 조합으로 40대 이후 빠르게 증가하는 활성산소를 억제하고 특히 눈과 피부의 구조적 손상을 늦추는 데 의미가 있다.

3) 간·대사 경로의 회복 — 40대 루틴의 안정장치

간과 대사 경로는 40대의 생명 시스템이 무너지는 출발점이 되기 쉽다.

- 베르베린: 혈당·지방·염증 축을 통합적으로 안정시키며 40대 혈당 변동성 문제를 조기에 잡는 데 큰 도움을 준다.
- NAC: 간 해독 경로와 글루타티온 생산을 촉진해 술·스트레스·환경 부담으로 인한 간 손상을 완화한다.
- 콜린: 간 지방 축적을 완화하고 지방 대사 경로를 돕는다. 40대에서 이 경로를 무시하면 50대부터 건강 기울기가 눈에 띄게 변한다.

40대의 실제 하루 루틴 예시

아침에는 비타민 D, 오메가3, 알파리포산을 복용하여 호르몬과 혈관·대사 축의 기초를 잡는다. 점심에는 베르베린과 NAC를 함께 복용해 간·혈당·해독 경로를 지지한다.

오후에는 아스타잔틴이나 루테인을 추가해 시각 기능과 산화 스트레스를 관리한다.

저녁에는 마그네슘과 아쉬와간다를 복용하여 하루의 스트레스 축을 부드럽게 정리하고 수면의 깊이를 회복한다.

이 루틴은 단순한 관리가 아니라 40대 생명 시스템의 리듬을 되돌리는 전략이며, 50대 이후 발생할 문제들의 절반 이상을 선제적으로 차단하는 미래형 루틴이다.

9-4. 50대 루틴
— 심혈관·면역 중심 전략이 생명력을 결정하는 시기

50대는 인체의 생명 시스템이 복잡한 조율 능력을 점차 잃어 가는 시기로, 그 변화의 중심에는 심혈관계와 면역계라는 두 개의 장대한 축이 있다.

이 시기에는 혈관 내피 기능이 눈에 띄게 저하되고 심장의 부담이 서서히 증가하며 염증 기저선이 40대보다 훨씬 더 높아지고 면역 반응의 균형도 상대적으로 취약해진다. 이러한 변화는 매우 조용하게 진행되지만 그 방향성은 분명하고 직선적이며 50대가 어떤 루틴을 구축하느냐에 따라 60대 이후의 건강 곡선이 완전히 달라진다.

50대를 흔히 "병이 본격적으로 나타나는 나이"라고 말하지만 의학적 관점에서 보면 50대는 질병이 갑자기 생기는 시기가 아니라 40대에 이미 시작된 변화가 심혈관·면역·대사의 세 축에서 뚜렷한 임상적 형태를 띠기 시작하는 시기라고 보는 것이 더 정확하다.

50대 생리 변화의 핵심 — 혈관·면역·대사의 삼각형이 흔들린다

50대를 설명하는 가장 중요한 요소는 혈관 내피 기능의 저하와 면역 기능의 노화가 동시에 시작된다는 것이다.

1) 혈관 내피 기능 저하

50대에는 혈관 벽을 구성하는 내피세포가 20~40대보다 훨씬 적은 산화 스트레스에도 쉽게 손상되며, 손상된 내피는 혈액 흐름을 약화시키고 동맥경화의 기초가 되는 구조적 변화를 만들기 시작한다.

이 변화는 혈압 상승, 손발 저림, 두통, 기억력 저하, 심장 부담 증가 등으로 나타난다. 혈관은 눈의 망막, 심장, 뇌, 신장에 직접 연결되어 있기 때문에 혈관 내피 기능의 저하는 생명 시스템 전체의 상태에 광범위한 영향을 미친다.

2) 면역 기능의 저하

50대에는 면역세포의 재생 능력이 감소하고 염증성 사이토카인의 비율이 증가하며 감염에 대한 반응과 회복 속도가 느려진다.

이는 단순히 감기나 질병에 취약해진다는 의미가 아니라 전신 염증 수준이 상승하고 암·심혈관 질환·대사질환의 발생 위험과 연결되는 생명 시스템 차원의 변화다.

3) 대사 및 호르몬 경로의 불안정

50대에는 인슐린 저항성 증가, 체중 증가 가속화, 지방간 진행, 스트레스 호르몬의 변동성 증가, 성장호르몬·성호르몬 감소가 나타난다.

이 변화는 단지 대사가 느려지는 것이 아니라 혈관과 면역을 더욱 취약하게 만들어 노화를 가속하는 경향을 보인다.

50대 루틴의 중심축 — 심장·혈관·면역의 3대 시스템 강화

50대 루틴은 다음 세 축을 중심으로 설계된다.

- 혈관 내피 보호
- 심장 에너지 대사 강화
- 면역 균형 회복

이 세 축은 서로 연결되어 있으며 그 연결성 때문에 50대 루틴은 매우 정교해야 한다.

1) 혈관 내피 보호 — 50대 루틴의 가장 중요한 기초

50대에 혈관 내피를 보호하는 핵심 성분은 다음 세 가지다.

- 오메가3: 오메가3는 혈관 내피세포의 염증을 줄이고 혈류를 부드럽게 유지하며 심장과 뇌의 혈관을 동시에 보호하는 역할을 한다. 특히 50대에서 오메가3는 심혈관 위험을 낮추는 가장 강력한 비약물적 전략으로 평가된다.
- 비타민 K2: 비타민 K2는 혈관 석회화를 늦추는 역할을 한다. 칼슘이 뼈로 가야 할 때 정확히 이동하도록 안내하여 칼슘이 혈관 벽에 침착되는 현상을 예방한다. 50대의 혈관 건강에서 비타민 K2는 오메가3와 함께 가장 강력한 조합이다.
- 레스베라트롤 또는 포도껍질계 폴리페놀: 이 성분은 혈관 내피 기능을 개선하고 항산화 작용을 통해 심혈관계 전반을 지지하는 역할을 한다. 50대에서 레스베라트롤은 혈관·대사·뇌의 '삼중 경로'를 동시에 조절할 수 있다.

2) 심장 에너지 대사 강화 — 50대의 심장 보호 전략

50대의 심장은 40대보다 회복 능력이 떨어지고 혈압과 지질 변화에 취약해지므로 심근의 에너지 대사를 강화하는 성분이 필요하다.

- 코엔자임 Q10(CoQ10): CoQ10은 심장에 가장 중요한 미토콘드리아 조절 성분이다. 특히 스타틴을 복용 중인 사람에게는 거의 필수적인 보충이다. 심장 박동의 효율을 개선하고 피로감과 무기력을 줄이는 데 도움이 된다.
- 마그네슘: 마그네슘은 혈관 확장과 심장 박동 리듬 안정화에 필수적이며 심장과 혈관이 과도하게 긴장된 상태를 완화한다.

3) 면역 균형 회복 — 50대의 방어 시스템을 다시 세우는 전략

50대부터 면역 체계는 너무 과도하게 반응하거나 반대로 너무 둔하게 반응하는 양극화된 패턴을 보인다.

- 비타민 D: 비타민 D는 면역 기능을 정상화시키는 가장 중요한 조절자다. 염증을 낮추고 바이러스·세균 감염에 대한 반응을 빠르게 조절한다.
- 아연: 아연은 면역세포의 재생·분화·활성화에 필수적이며 감염 위험을 낮추고 피부와 점막의 방어력을 강화한다.
- 프로바이오틱스 또는 프리바이오틱스: 장내미생물은 면역의 70퍼센트를 조절하므로 면역 불균형을 바로잡는 중요한 전략이 된다.

50대의 실제 하루 루틴 예시

아침에는 오메가3와 비타민 D, 비타민 K2, 그리고 알파리포산을 복용해 혈관·면역·대사의 세 축을 동시에 안정시키는 기반을 만든다.

점심에는 베르베린이나 프로바이오틱스를 사용해 혈당·장내 환경·면역 경로를 조절한다.

오후에는 레스베라트롤이나 폴리페놀 성분을 복용해 혈관 내피를 보호하고 심장과 뇌의 혈류를 부드럽게 유지한다.

저녁에는 마그네슘과 CoQ10을 함께 사용해 심장 박동 리듬을 안정시키고 하루 동안 축적된 심혈관 부담을 부드럽게 풀어 준다. 이 루틴은 단순한 보조가 아니라 50대 생명 시스템의 중심이 되는 심장·혈관·면역의 삼각형을 정교하게 재건하는 전략이다.

9-5. 60대 루틴
― 근육·뇌·시력 보호가 생명곡선을 결정하는 시기

60대는 인간의 생명력 곡선에서 가장 극적인 변화가 일어나는 시기다. 근육량은 10년마다 10~15퍼센트씩 빠르게 감소하고, 뇌의 회복력과 시냅스 재생 능력은 50대보다 급격히 떨어지며, 황반과 망막의 대사 부담은 가속화되면서 시력 저하가 눈에 띄게 진행되는 시기다. 이러한 변화는 독립된 현상이 아니라 하나의 생명 축에서 발생하는 연속적 현상이다. 근육이 약해지면 기초 대사가 낮아지고 대사가 낮아지면 뇌와 눈으로 전달되는 에너지가 줄어들고 에너지 공급이 줄어들면 뇌의 반응 속도와 시각 처리 능력이 떨어지고 그 결과 전체 생명 시스템의 회복력이 동시에 감소한다.

따라서 60대 루틴은 근육-뇌-시력이라는 세 축을 하나의 통합된 전략으로 바라보고 재설계해야 한다.

60대의 생리적 특징 — 생명력의 중심축이 세 가지로 나뉜다

60대를 가장 정확하게 설명하는 특징은 근육, 뇌, 시력이 동시에 약해지는 '삼중 경로의 노화'가 본격적으로 나타난다는 것이다.

1) 근육량 감소가 가속된다

60대의 근육 감소는 단순한 체력 저하가 아니라 대사 속도, 혈당 조절, 면역 기능, 낙상 위험, 인지 기능까지 모든 건강 지표를 동시에 악화시키는 생명 시스템 전반의 약화다. 근육은 에너지 소모 기관이 아니라 실질적인 대사 엔진이다. 근육이 줄어들면 대사는 느려지고 지방 축적이 쉬워지며 혈당 조절력이 약해지고 낙상 위험이 급격히 늘어난다.

2) 뇌 기능의 회복력이 저하된다

60대에는 뇌 신경세포의 재생 능력이 현저히 떨어지고 시냅스 연결의 탄력도 감소한다. 따라서 기억력 저하와 인지 기능 약화는 단순한 노화 현상이 아니라 생명 시스템의 회복 기능이 약해지는 신호이다.

3) 시각(망막 · 황반)의 대사 부담이 급격히 증가한다

황반 색소는 나이가 들수록 줄어들고 광독성 스트레스에 더 취약해지며 시각 처리 속도와 대비 감도가 떨어진다. 시력은 뇌와 직접 연결되어 있기 때문에 시력 저하는 뇌 기능 저하와 거의 동시에 나타난다. 따라서 60대 루틴은 이 세 가지 축을 동시에 강화하는 전략을 중심으로 설계해야 한다.

60대 루틴의 핵심 구성

60대의 루틴을 구성하는 핵심 성분은 근육 · 뇌 · 시력의 삼중 경로를 동시에 지지할 수 있는 성분들이다.

1) 근육 보호 — 60대 생명력의 기초

근육은 60대 건강에서 가장 중요한 장기다. 근육을 지키는 것은 단순한 체력 관리가 아니라 대사·뇌·시력 보호의 출발점이다.

- 루이신·HMB: 루이신은 근육 단백질 합성을 촉진하는 아미노산
  이며 HMB는 루이신의 대사산물로 근육 분해를 억제하고 근육
  회복 속도를 높이는 효과를 가진다. 60대에서 HMB의 반응성은
  20·30대보다 훨씬 크다. 근육 감소 속도가 빠르기 때문에 보존 효
  과가 더 뚜렷하게 나타난다.
- 크레아틴: 크레아틴은 근육을 움직이는 에너지 공급 시스템을 강
  화할 뿐 아니라 뇌의 에너지 대사에도 직접적인 도움을 준다. 즉
  근육+뇌를 동시에 강화하는 60대 핵심 성분이다.
- 비타민 D: 비타민 D는 근육의 수축력, 신경전달, 균형감각에 필수
  적이며 결핍 시 낙상 위험이 크게 증가한다. 따라서 60대에서 비타
  민 D는 근육 보호 전략의 필수 축이다.

2) 뇌 보호 ― 기억력과 신경 안정성을 지키는 전략

60대 뇌의 핵심은 신경세포의 에너지 안정성과 시냅스 기능의 유
지다.

- DHA: DHA는 뇌 신경막의 유연성과 시냅스 신호 전달 능력을 유
  지하는 가장 중요한 성분이다. 60대에서 DHA 보충은 인지 기능
  저하 속도를 늦추고 뇌의 회복력을 보완하는 데 매우 중요하다.

- PQQ: PQQ는 미토콘드리아 생성을 촉진하고 뇌 에너지 대사를 강
화하며 산화 스트레스를 줄이는 역할을 한다. 60대의 뇌는 미토콘
드리아 기능이 급격히 떨어지기 때문에 PQQ의 효과가 특히 강해
진다.
- 포스파티딜세린(PS): PS는 기억력과 인지 기능 유지에 중요한 성
분으로 60대에서의 뇌 신호 전달 장애를 완화한다. 특히 스트레스
성 기억력 저하에 도움을 준다.

3) 시력 보호 — 뇌와 직접 연결된 황반의 안정화

60대는 황반 색소의 감소와 광독성 증가가 시력 저하의 중요한 원인
이 된다.

- 루테인·지아잔틴: 황반 색소를 보충하고 빛으로 인한 손상을 줄
이며 시각 처리 속도의 저하를 늦춘다.
- 아스타잔틴: 아스타잔틴은 망막에서 발생하는 산화 스트레스를
줄이고 눈의 피로를 완화하며 혈류를 개선하는 역할을 한다.
- DHA: 뇌를 강화하는 DHA는 망막의 신경막 구조에도 직접 작용
하므로 시력 보호에도 필수적이다.

60대의 실제 하루 루틴 예시

아침에는 DHA, PQQ, 비타민 D를 복용해 뇌와 근육·면역 축의 기초를 안정시킨다.

점심에는 루테인·지아잔틴·아스타잔틴을 복용해 시각 대사 부담을 낮추고 뇌-시각 신호 흐름을 부드럽게 만든다.

운동 후에는 크레아틴과 HMB를 함께 사용해 근육 회복을 강화하고 근육 감소 속도를 늦춘다.

저녁에는 마그네슘을 복용해 신경계를 안정시키고 수면 구조를 지지해 뇌와 근육의 회복을 돕는다.

이 루틴은 단순한 영양 보조가 아니라 60대의 생명곡선을 안정과 회복 쪽으로 재배열하는 전략이며, 근육-뇌-시력이라는 삶의 질을 좌우하는 세 기관의 노화를 늦추는 정밀한 생명 조절이다.

9-6. 직업별 루틴 ― 일의 형태가 생명 시스템을 결정한다

사람들은 나이를 기준으로 건강을 설명하는 데 익숙하지만 실제로 인체의 장기 부담을 결정하는 더 중요한 요소는 그 사람이 어떤 방식으로 하루를 살아가느냐, 즉 직업과 생활 방식이다.

한 사회의 20·30·40·50·60대가 모두 서로 다른 생명 패턴을 가지고 있는 것처럼, 의사·수험생·운동선수·사무직·교대 근로

자·창작자 등 직업에 따라서도 생명 축은 완전히 다르게 작동한다. 의학적으로 보았을 때 직업은 생명 시스템의 '숨은 조절자'이며, 이 조절자에 따라 필요한 영양 루틴은 정교하게 달라져야 한다.

1) 의사 — 뇌·신경·시각·수면·면역이 동시에 소모되는 직업

의사는 고도의 집중력과 판단력을 장시간 유지해야 하는 직업이며 교감신경 항진·수면 부족·시각 피로·정신적 압박·불규칙한 식사가 매일 반복되는 환경 속에 놓여 있다.

따라서 의사의 루틴 설계는 다음 네 축을 중심으로 이루어진다.

- 뇌 에너지 경로 강화
- 신경 안정 경로 조절
- 망막·시각 보호
- 면역·대사 안정화

뇌 에너지 경로 — DHA + PQQ

의사는 높은 수준의 인지 기능을 평소보다 오래 유지해야 하기 때문에 DHA는 단순한 보조제가 아니라 '업무 효율의 기반'이 된다. PQQ는 뇌 미토콘드리아 기능을 강화해 신경 피로를 줄이고 회복 속도를 높인다.

신경 안정 — 마그네슘 + L-테아닌

교감신경이 지속적으로 활성화되기 때문에 마그네슘은 과흥분된 신경계를 부드럽게 안정시키고 L-테아닌은 스트레스 상황에서도 집중력을 유지하도록 돕는다.

시각 보호 — 루테인 · 지아잔틴 · 아스타잔틴

의사는 차트 화면, 검사장비 화면, 스마트기기 화면을 반복적으로 보며 황반 색소가 빠르게 소모된다. 이 성분들은 대비 감도 유지, 시각 피로 완화, 광독성 스트레스 감소에 필수적이다.

면역 안정 — 비타민 D + 아연

병원 환경은 바이러스와 세균에 노출되는 빈도가 높기 때문에 면역 보호는 필수 조치다.

〈의사의 하루 루틴 예시〉

아침에는 DHA · 오메가3 · PQQ로 뇌 기반을 세우고
점심에는 루테인 · 지아잔틴 · 비타민 D를 더하며
저녁에는 마그네슘과 테아닌으로 하루의 긴장을 정리하고

아스타잔틴으로 만성 시각 피로를 완화한다.

이 루틴은 의사의 업무 부담과 가장 정확하게 맞물리는 루틴이다.

2) 수험생 — 뇌 가소성 · 기억력 · 수면 · 집중이 생명 축이 되는 직업군

수험생은 몸을 거의 움직이지 않으면서 뇌를 하루 8~14시간 가까이 혹사시키는 직업군이다. 이 시기에는 신경세포 피로가 빨리 누적되고 수면 · 불안 · 집중력 문제가 쉽게 발생한다.

뇌 기능 강화 — DHA + 포스파티딜세린(PS)

DHA는 신경막의 유연성을 유지해 장시간 학습으로 인한 기억력 저하를 완화한다. PS는 스트레스성 기억력 저하를 지지하는 역할을 한다.

신경 안정 — 마그네슘 + 테아닌

공부 시간 동안 유지되는 긴장, 압박, 초조함을 완화한다. 수험생은 카페인 의존도가 높기 때문에 마그네슘 부족이 흔하다.

수면 강화 — 글리신 글리신은 체온을 미세하게 감소시켜 수면의 깊이를 돕는다

〈**수험생의 하루 루틴 예시**〉

아침에 DHA · PS
점심에 루테인 · 아스타잔틴
저녁에 마그네슘 · 테아닌 · 글리신
이 루틴은 뇌-수면-시각의 세 축을 정렬한다.

3) 운동선수 — 근육 · 심폐 · 회복 경로가 중심이 되는 직업군

운동선수는 근육 손상 · 산화 스트레스 · 미토콘드리아 과부하가 매일 반복되는 환경에 있다. 근육 재생 능력과 항염 경로가 경기력의 거의 전부를 결정한다.

근육 경로 — 크레아틴 + HMB

크레아틴은 ATP 재생 속도를 높여 폭발적 힘을 만들고 훈련 후 회복을 향상시킨다.
HMB는 근육 분해 억제 기능을 가진다.

항염 경로 — 오메가3 + 아스타잔틴

운동선수는 미세 염증이 항상 존재한다. 오메가3는 관절과 근육의 염증을 낮추며 아스타잔틴은 지구력과 회복 속도를 높인다.

수면 및 회복 — 마그네슘

근육과 신경 회복을 동시에 지원한다.

〈운동선수 하루 루틴 예시〉

아침에 오메가3·아스타잔틴
운동 전 크레아틴
운동 후 HMB
저녁에 마그네슘
이 루틴은 근육-심폐-회복을 최적으로 구성한다.

4) 장시간 사무직 — 시각·뇌 피로가 주된 축

장시간 컴퓨터를 사용하는 직업군은 시각 피로와 뇌 피로가 가장 먼저 나타난다.

시각 경로 — 루테인 · 지아잔틴 · 아스타잔틴

뇌 피로 경로 — DHA · 마그네슘

디지털 피로와 업무 스트레스가 누적되기 때문에 20~30대라도 이 조합이 매우 유효하다.

5) 창작자 · 기획자 — 뇌의 전전두엽 부담이 극대화되는 직업군

창작자나 기획자는 뇌의 전전두엽을 장시간 사용하고 아이디어 · 집중 · 전략적 판단을 반복해야 한다.

뇌 에너지 — DHA + PQQ

안정 · 집중 — 테아닌 + 마그네슘

시각 보호 — 루테인 · 아스타잔틴

정신적 피로를 가장 많이 느끼는 직업군이므로 뇌-시각 축이 루틴의 중심이다.

6) 교대 근무자 — 생체리듬 붕괴가 핵심 위험

교대 근무자는 수면 리듬의 붕괴로 인해 대사·심혈관·뇌 기능이 모두 흔들린다.

이 직업군에서는 다른 무엇보다 수면 축 안정이 핵심이다.

수면 경로 — 마그네슘 + 글리신 + 테아닌

대사 안정 — 베르베린

면역 보호 — 비타민 D

교대 근무자는 장기적으로 건강 위험이 높은 직업군이기 때문에 루틴 설계가 반드시 필요하다.

직업은 나이보다 더 명확하게 생명 시스템의 부담 방향을 결정한다. 따라서 직업별 루틴은 단순한 영양 보조가 아니라 '일을 견디기 위한 생명력의 구조적 설계'다.

10장

장수영양과 식단

보충제만으로는 해결되지 않는 것들

10-1. 지중해식의 과학 — '음식이 약이 되는 시스템'의 정체

지중해식 식단을 단순히 건강식이라고 부르는 것은 이 식단이 인체에서 일으키는 변화의 규모를 지나치게 축소하는 표현이다. 이 식단은 수십 년에 걸친 대규모 장수 연구의 중심에 서 있었고, 미국·유럽·일본 등 서로 다른 인종과 식습관을 가진 인구에서도 심혈관 질환·뇌졸중·당뇨·인지 저하·암 발생률을 일관되게 낮추는 효과를 보였으며, 심지어 노화 속도 자체를 늦춘다는 근거가 누적되면서 의학계에서는 이미 하나의 '생명 시스템 설계도'로 간주되고 있다. 지중해식이 가진 진짜 힘은 특정 재료에 있는 것이 아니라 그 재료들이 서로 어떻게 작용해 몸 전체의 생물학적 환경을 하나의 방향으로 이끌어 가는지에 있다. 올리브유는 단순한 기름이 아니라 염증을 낮추고 혈관 내피세포의 스트레스를 줄이며 뇌의 신경막을 보호하는 생화학적 복합체이며, 잎채소와 통곡물은 혈당의 진폭을 낮추어 췌장과 간의 부담을 줄이고 장내미생물에게 풍부한 먹이를 제공하며, 생선과 견과류는 심장과 뇌가 필요로 하는 지질을 공급함과 동시에 산화 스트레스를 완충해 주는 역할을 한다. 이런 구성요소들이 하나의 생태처럼 서로 긴밀하게 작용하면서 혈관과 뇌, 장과 면역, 간과 대사가 모두 동시에 안정되는 독특한 생명 환경이 만들어지는데, 이것이 바로 지중해식이 단일 식단을 넘어 하나의 건강 플랫폼으로 불리는 이유다.

지중해식의 핵심은 사실 "무엇을 먹느냐"보다 "어떻게 조합하고 어떤 비율로 먹느냐"에 있다. 올리브유와 생선 같은 불포화 지방이 지질 대사를 부드럽게 유지하는 동안 식물성 식재료가 혈당을 완만하게 조절하고, 항산화 물질이 풍부한 과일과 채소가 혈관 내피세포를 보호하며, 통곡물과 콩류가 장내미생물의 다양성을 높여 면역 반응을 조절하는데, 이 모든 작용이 서로 얽히면서 전신의 염증 기저선을 낮추고 스트레스 호르몬의 변동성을 줄이며 결국 몸 전체의 회복력을 높이는 방향으로 작용한다. 특히 한국인의 식습관에서는 밥과 국 중심의 식사 형태 때문에 정제 탄수화물의 비중이 높아지고 지질 섭취가 단조로워지는 경향이 있어, 지중해식의 원리를 적용하면 급격한 혈당 상승을 줄이고 미세혈관이 받는 부담을 완화하며 시력과 뇌 기능에도 긍정적 영향을 줄 수 있다. 예를 들어, 흰쌀밥 대신 잡곡을 혼합하고 올리브유를 한국식 콩나물무침이나 채소반찬에 자연스럽게 더하고, 주 2~3회 생선을 섭취하며, 견과류를 간식 대신 기본 섭취로 배치하고, 잎채소의 양을 크게 늘리는 것만으로도 지중해식의 생명 설계도가 상당 부분 작동하기 시작한다.

지중해식 식단은 단일 재료의 조합이 아니라 생명 시스템 전체가 '항염·대사 안정·혈관 보호·뇌 강화'라는 네 가지 방향으로 동시에 이동하도록 유도하는 일종의 생체 환경 재설계이다. 그리고 바로 이 점이 보충제로는 결코 구현할 수 없는 영역이다. 보충제는 필요한 성분을 고농도로 공급해 특정 경로를 강화하는 능력을 지녔지만, 음식처럼 장내미생물과 면역 반응, 호르몬 분비, 혈관 내피의 긴장 상태까지 모두 동시에 조정하는 환경적 힘은 갖고 있지 않다. 그래서 지중해식의 원리를 이해하는 순간 우리는 왜 장수 전략에서 식단이 보충제보다 우선되어야 하는지를 정확히 알게 된다. 식단은 몸의 기본 환경을 결정하고, 보충제는 그 환경 위에서 정밀한 조정을 담당하는 구조가 되어야 한다.

10-2. 저탄고섬유 전략 — 혈당의 진폭이 수명을 결정한다

인간의 몸은 혈당을 에너지 연료로 사용하지만, 역설적으로 혈당이 빠르게 오르고 급격히 떨어지는 순간 인체는 생물학적 스트레스를 감당하지 못하고 작은 균열을 내기 시작하며, 이 균열이 반복될수록 염증이 높아지고 간은 과부하를 받고 췌장은 지치며 미세혈관은 조금씩 손상되고 결국 전신의 생명 시스템이 느리게 무너지는 방향으로 이동하게 된다. 많은 사람들이 열량이나 음식의 종류만을 중요하게 여기지만 실제로 노화와 질병의 방향을 결정짓는 것은 혈당 수치가 아니라 혈당의 '모양', 즉 하루를 통틀어 혈당이 얼마나 급하게 오르내리는지에 있는 경우가 훨씬 많다. 혈당의 진폭이 크면 인슐린이 반복적으로 급등하고, 인슐린의 과분비는 지방간과 만성 피로, 수면 장애, 우울감, 시력 저하, 뇌의 기억력 감소까지 이어지기 때문에 혈당의 진폭을 줄이는 일은 단순한 다이어트 전략이 아니라 생명 구조를 보호하는 핵심적이고 근본적인 작업이 된다.

저탄고섬유 전략의 핵심은 탄수화물을 적게 먹는 데 있는 것이 아니라 정제 탄수화물처럼 혈당을 순간적으로 밀어 올리는 식품을 줄이고 대신 섬유질과 식물성 영양소가 풍부한 음식으로 식사의 기반을 바꾸어 혈당이 천천히, 완만하게 상승하도록 유도하는 데 있다. 섬유질이 풍부한 음식은 포도당의 흡수를 늦추고 장내미생물에게 안정적인 먹이를 제공하며 담즙산과 결합해 지방 대사를 원활하게 돕는 동시에 포만감을 자연스럽게 만들어 과식을 억제하는 등 단일 기능이 아니라 여러 경로를 동시에 조절한다. 섬유질이 거의 없는 식단을 먹는 사람은 혈당이 파도처럼 출렁거리고 그 진폭이 크기 때문에 몸은 끊임없이 에너지 스트레스 신호를 주고받으며 저자는 임상에서 이러한 패턴을 보이는 환자들이 눈의 미세혈관 손상이나 황반부 피로, 흐린 시야와 같은 증상을 더 빨리 경험하는 것을 여러 번 확인해 왔다. 즉 혈당의 진폭은 대사질환만의 문제가 아니라 뇌와 눈, 심장과 간에 이르는 모든 장기 기능과 깊은 관련을 가지고 있다.

저탄고섬유 전략이 장수의 핵심이 되는 이유는 이 식단이 인체의 대사 경로를 부드럽고 안정적인 패턴으로 되돌리고, 혈당의 급격한 변화로 인한 산화 스트레스를 줄이며, 염증의 기저선을 낮추고, 장내미생물의 다양성을 높여 면역 균형을 회복하며, 결과적으로 뇌의 에너지 소비 패턴까지 바꾸기 때문이다. 혈당의 곡선이 안정되면 몸은 에너지 저장과 사용을 부드럽게 조절하고 간은 더 이상 무리하게 지방을 축적하지 않으며 췌장은 완급 조절을 회복하고 뇌는 혈당의 변동에 흔들리지 않아 집중력과 감정 안정이 동시에 개선된다. 이 모든 변화가 자연스럽게 이어지면 보충제의 효과도 크게 상승하며 혈관 내피

세포는 안정된 환경에서 회복의 시간을 갖기 때문에 미세혈관이 많은 눈과 뇌, 신장 같은 장기에서도 긍정적인 변화가 나타난다.

한국인의 식습관에서는 흰쌀밥과 면, 빵, 가공식품의 비중이 높고 섬유질의 섭취량이 부족한 경우가 많기 때문에 저탄고섬유 전략을 적용하면 식사 구조 자체가 달라지며 혈당 진폭은 매우 빠르게 안정되는 경향을 보인다. 흰쌀밥을 잡곡이나 현미와 섞거나 반 공기로 줄이고 채소와 단백질을 먼저 먹는 방식으로 식사 순서를 바꾸기만 해도 혈당 상승 속도는 체감될 정도로 달라진다. 정제된 밀가루 기반의 간식이나 음료를 줄이고 견과류나 과일을 기본 간식으로 배치하는 것은 장내미생물까지 긍정적인 영향을 미치며 특히 중년 이후에는 이런 변화가 눈 건강과 피로 개선에까지 연결된다. 또한 식사에 올리브유나 아보카도 같은 건강한 지방을 소량 포함시키는 것만으로도 탄수화물의 흡수 속도가 완만해지고 포만감이 길어지며 혈당의 진폭이 줄어드는 효과가 나타난다.

결국 저탄고섬유 식단은 특정 음식을 제한하거나 외우는 방식의 식단이 아니라 혈당의 '모양'을 바꾸어 몸 전체의 스트레스를 줄이고 생명 시스템이 더 안정된 흐름을 유지하게 만드는 근본 전략이며, 이 안정된 흐름 위에서 보충제는 훨씬 더 강력하고 자연스러운 효과를 발휘하게 된다. 혈당은 단순한 숫자가 아니라 생명 시스템의 변화를 알려 주는 곡선이며 그 곡선을 부드럽게 만드는 것이 곧 오래 사는 몸의 기초가 된다.

10-3. 단백질 최적화
― 근육, 대사, 뇌를 동시에 지키는 생명학

　단백질은 인간의 몸에서 근육을 만드는 재료라는 단순한 의미를 훨씬 넘어 생명 시스템 전체를 지탱하는 기본 구조물이며, 대사와 호르몬, 면역과 뇌 기능, 회복력과 노화 속도까지 동시에 관여하는 하나의 거대한 생물학적 지반과 같다. 우리는 흔히 지방이나 탄수화물의 양에 민감하게 반응하면서 정작 단백질이라는 근본적 요소가 부족할 때 몸이 어떤 방향으로 흔들리고 왜 회복력이 떨어지며 왜 피로가 쉽게 누적되는지 제대로 인식하지 못하는 경우가 많다. 하지만 생명과학의 시선에서 보면 단백질은 단백질 그 자체보다 '단백질이 부족한 몸이 어떤 상태가 되는가'가 훨씬 더 중요하며, 그 상태는 근육 감소와 대사 저하라는 단순한 문제를 넘어 몸 전체가 노화의 경사면을 더 가파르게 내려가는 상황으로 이어진다.

　근육은 움직임을 만들어 내는 기관이면서 동시에 대사를 조절하는 가장 큰 조직이기 때문에 근육량이 줄어들면 기초대사가 떨어지고, 대사가 떨어지면 혈당이 쉽게 불안정해지고, 혈당이 불안정해지면 간과 췌장이 과부하를 받으며 결국 면역과 호르몬까지 흔들리기 시작한다. 이 모든 변화가 이어지면 뇌는 일정한 에너지 공급을 받지 못해 집중력·기억력·감정조절에서 작은 균열을 내기 시작하고 그 균열은 나이가 들수록 점점 더 크게 벌어진다. 그래서 단백질을 충분히 섭취하지 않는 사람은 종종 설명할 수 없는 피로와 무기력, 그날그날 달라지는 정신적 에너지, 예상보다 더 빠르게 오는 노화의 신호들을 경험한다. 이것은 단백질이 특정 장기만을 위한 재료가 아니라 생명 시스템 전체를 움직이는 기본 기둥이기 때문이다.

단백질 최적화 전략의 핵심은 단백질을 얼마나 먹느냐만의 문제가 아니라 어떤 질의 단백질을 어떤 패턴으로 얼마나 자주 먹느냐에 있으며, 특히 나이가 들수록 단백질의 질과 타이밍이 생명력 유지에 결정적인 역할을 한다. 나이가 들면 근육 합성률이 자연스럽게 떨어지는데 이를 '근육의 저항성'이라고 부르며, 이 저항성을 극복하려면 충분한 양의 단백질과 루이신 같은 특정 아미노산이 필요하다. 루이신은 근육 합성 스위치를 커는 신호 역할을 하며, 단백질을 섭취했을 때 근육 합성이 실제로 일어날지 혹은 그냥 소모될지를 결정하는 작은 열쇠와 같은 존재다. 따라서 단백질의 총량이 같더라도 루이신 농도가 낮으면 근육에 효과적으로 사용되지 않고, 루이신 비율이 높은 단백질은 상대적으로 적은 양으로도 큰 합성 효과를 이끌어 낼 수 있다. 이런 이유 때문에 노화와 근육 저항성이 시작되는 40대 이후에는 단백질의 양을 늘리는 것뿐만 아니라 단백질의 질을 높이는 일이 생명력을 지키는 데 결정적이다.

또한 단백질 섭취는 하루 중 한 번에 몰아서 먹는 것보다 여러 번 나누어 섭취하는 것이 더 효과적이다. 단백질을 한 번에 많이 먹으면 흡수되지 못한 부분이 에너지로 전환되어 버리고 근육 합성을 유도하는 신호가 오히려 약해지기 때문에, 하루에 두세 번 균형 잡힌 단백질 섭취는 단백질 자체를 더 효율적으로 사용할 수 있는 가장 자연스러운 방식이다. 아침에 단백질을 충분히 섭취하면 혈당과 인슐린의 안정성에도 도움이 되며, 점심과 저녁에는 근육 회복과 재생을 위한 신호가 보다 고르게 유지된다. 이런 패턴이 지속되면 근육은 나이가 들어도 비교적 안정된 속도로 유지되고, 이는 곧 대사의 안정성과 호르몬 균형, 감정 조절, 시각과 뇌 기능까지 동시에 영향을 미친다.

특히 시각 분야에서는 단백질 부족이 눈의 기능 저하와 빠르게 연결된다. 망막은 고도로 에너지를 사용하는 조직이며, 충분한 단백질과 루이신, 비타민 D 같은 조절 성분이 부족하면 황반부 피로가 증가하고 대비 감도와 야간 시력이 쉽게 떨어진다. 저자는 임상에서 단백질 섭취량이 부족한 중년층 환자에게서 이런 시각적 피로와 난시성 흐림, 오후에 심해지는 시야 불안정이 더 흔하게 나타나는 것을 오래전부터 관찰해 왔다. 즉 단백질 최적화는 근육을 위한 전략이 아니라 뇌와 눈까지 포함하는 생명 전체의 전략이다.

나이가 들수록 단백질의 중요성은 더욱 커지며, 20대에는 단백질 부족이 몸에 심각한 문제를 일으키지 않지만 40대 이후에는 단백질 부족이 노화를 눈에 띄게 가속시키는 촉매처럼 작용한다. 이러한 이유로 노화 과학에서는 고령층의 단백질 권장량이 오히려 더 높게 책정되는 경우가 많으며, 단백질 최적화는 단순한 영양 보완이 아니라 노화의 속도를 늦추고 생명력의 방향을 결정하는 핵심적인 작업이 된다. 결국 단백질은 단일 영양소가 아니라 생명 시스템의 가장 근본적인 기둥이며, 그 기둥이 단단할수록 몸은 어떤 스트레스에도 버틸 수 있는 회복력과 안정성을 갖게 된다.

10-4. 간헐적 단식
― 대사 유연성을 되살리는 가장 오래된 기술

인간은 생물학적으로 항상 '먹을 수 있을 때 먹고, 먹을 수 없을 때 에너지를 전환해 버티는' 존재로 진화해 왔기 때문에 단식은 결핍이나 극단적인 식이요법이 아니라 인간의 몸이 원래 갖고 있던 기본 동작 같은 것이며, 이 동작이 무너질 때 대사는 경직되고 혈당은 불안정해지고 지방간은 빠르게 진행되며 몸은 더 쉽게 피로해지고 뇌는 작은 스트레스에도 과민하게 반응하게 된다. 현대인에게서 간헐적 단식이 의미를 갖는 이유는 식사 간격을 줄이거나 배고픔을 참는 과정에 있지 않고, 잊힌 생명 기능인 '대사 유연성'을 되돌려 놓는 데 있다. 대사 유연성이란 몸이 탄수화물, 지방, 케톤과 같은 여러 연료를 상황에 따라 자유롭게 교체하며 사용하는 능력인데, 이 능력이 떨어지면 몸은 포도당 의존적 구조로 굳어져 먹지 않는 순간에는 에너지를 공급받지 못하고 먹는 순간에는 혈당이 급격히 오르고, 이런 불안정한 상태가 반복되며 노화는 더 빠르게 진행된다.

대사 유연성이 높은 몸은 공복 상태에서도 안정된 에너지를 유지하고 집중력을 잃지 않으며, 일정한 혈당 곡선을 유지해 췌장과 간을 보호하고, 지방을 에너지로 전환하는 경로를 자연스럽게 활성화해 지방간과 복부 지방의 부담을 줄이고, 뇌는 일정한 속도로 에너지를 공급받아 감정 안정과 사고의 명료함을 유지한다. 반대로 대사 유연성이 낮아진 몸은 아침을 거르면 어지럽고 손이 떨리고 짜증이 쉽게 나며,

점심을 늦게 먹으면 두통이 오고 오후에는 졸음이 몰려오며, 저녁에는 폭식으로 이어지기 쉬운 구조를 가진다. 이것은 의지의 문제가 아니라 생명 시스템이 '연료 전환 능력'을 잃어버렸다는 신호로 볼 수 있다. 간헐적 단식을 제대로 하면 바로 이 능력이 회복되기 시작한다.

간헐적 단식은 단식이라는 행위 자체보다 단식 동안 몸이 어떤 생화학적 변화를 겪는지에 더 큰 의미가 있는데, 일정 시간 동안 음식이 들어오지 않으면 인슐린이 안정되고 혈당 진폭이 줄어들며, 간은 에너지 저장 모드를 잠시 멈추고 저장된 지방을 연료로 전환하며, 세포는 오토파지라는 정리 과정을 통해 손상된 단백질과 낡은 미토콘드리아를 제거한다. 이런 변화는 단식이 '배고픈 시간'이 아니라 '정리하고 회복하는 시간'이라는 사실을 보여 준다. 따라서 간헐적 단식은 세포가 과부하된 현대 환경에서 오랫동안 잃어버렸던 휴식의 기능을 되찾아 주는 역할에 가깝다.

간헐적 단식과 보충제를 함께 사용하면 이 과정은 훨씬 더 부드럽고 효율적으로 진행된다. 마그네슘은 단식 중 신경계를 안정시켜 불안과 초조함을 줄여 주고, 오메가3는 항염 환경을 유지해 단식 초기에 흔하게 오는 피로와 두통을 완화하며, 비타민 D는 면역 기능과 호르몬 조절을 지지해 단식 후반부의 무기력감을 줄여 준다. 반면 단식이 끝나고 식사를 시작하는 시점에는 베르베린이나 알파리포산 같은 성분이 혈당의 급격한 상승을 억제해 단식의 효과를 해치지 않도록 돕는다. DHA는 단식 후 뇌가 다시 에너지를 빠르게 회복하도록 돕기 때문에 장기적인 인지 안정에도 의미가 있다. 저자는 임상에서 단식의 성공 여부가 단식 시간보다 단식 전후의 보충제 조합에 더 크게 좌우되는 경우를 여러 번 보아 왔으며, 이는 단식이 단일 행동이 아니라 하나의 생명 환경이라는 사실을 다시 확인시켜 준다.

간헐적 단식을 시도하는 사람들이 흔히 실패하는 이유도 간단하다. 단식을 무리하게 길게 하거나, 단식 중 수분과 전해질을 제대로 섭취하지 않거나, 단식 후 처음 먹는 식사가 정제 탄수화물과 과당 중심이어서 혈당이 폭발적으로 상승하거나, 단식 초기에 오는 정신적 긴장과 신체적 변화에 대한 적응 없이 포기하는 경우가 많기 때문이다. 간헐적 단식은 길게 하는 것이 중요한 것이 아니라 안정적으로 반복하는 것이 핵심이며, 단식이 잘 맞지 않는 사람에게는 시간을 줄이거나 패턴을 바꾸어 몸이 자연스럽게 적응할 수 있도록 돕는 것이 필요하다. 중요한 것은 단식이 배고픔을 참는 싸움이 아니라 몸의 리듬을 재정렬하는 과정이라는 점이며, 이 리듬 조절이 제대로 이루어지면 피로는 줄고 집중력은 높아지고 체중은 부드럽게 빠지며 대사의 흐름 전체가 안정되는 경험을 하게 된다.

결국 간헐적 단식의 본질은 신체를 굶기는 데 있는 것이 아니라 오래전에 인간이 자연스럽게 가지고 있었던 대사 유연성을 회복하는 데 있으며, 이 능력이 되살아나는 순간 신체는 더 적은 음식으로도 에너지를 효율적으로 사용하고 혈당의 변동에 흔들리지 않으며, 지방을 안정적으로 연료로 바꾸고 세포는 손상된 요소를 스스로 정돈하며 삶 전체의 리듬은 더 단순하고 부드러운 구조로 돌아간다. 간헐적 단식은 가장 오래된 기술이면서 현대인에게 가장 필요한 생명 회복의 도구라고 말할 수 있다.

10-5. 장내미생물과 영양 흡수력
― 보충제의 효과를 결정짓는 숨은 조절자

인간의 장은 단순히 음식이 지나가는 통로가 아니라 하나의 거대한 생태계이자 면역과 대사, 뇌 기능과 감정, 영양 흡수와 호르몬 반응까지 연결된 복합적 네트워크이며, 그 안에 존재하는 수많은 미생물은 우리 몸이 섭취한 영양소를 어떻게 분해하고 어떤 방식으로 흡수하며 어떤 속도로 대사로 전환할 것인지를 조용하게 조정하는 보이지 않는 지휘자 같은 역할을 한다. 사람들은 종종 보충제의 함량과 종류에만 집중하면서 왜 어떤 사람은 똑같은 영양제를 먹어도 효과를 금방 느끼는 반면, 어떤 사람은 아무런 변화를 느끼지 못하는지 의아해하지만, 그 차이는 대부분 장내미생물의 구성과 장내 환경의 질에서 비롯된다. 장내미생물이 건강한 사람은 섭취한 영양소의 활용률이 높고 대사 경로가 자연스럽게 활성화되며 면역 반응도 부드럽고 안정적으로 이루어지지만, 장내 생태계가 무너진 사람은 아무리 좋은 영양제를 넣어도 몸은 그것을 흡수하거나 활용할 토대를 갖지 못한다.

장내미생물은 단순히 식이섬유를 분해하는 존재가 아니라 음식이 장에 들어왔을 때 그것을 어떤 속도로 분해할지, 짧은사슬지방산을 얼마나 만들어 낼지, 면역세포에게 어떤 신호를 보낼지, 뇌로 향하는 신경전달물질을 얼마나 생성할지까지 결정하며 그 과정은 혈당 안정과 염증 조절, 지방간의 회복과 체중 변동은 물론 시력과 뇌 기능에도 간접적인 영향을 미친다. 예를 들어, 장내미생물의 다양성이 떨어지면 면역계는 미세한 자극에도 과민하거나 지나치게 둔해지고, 이 반응의 불균형은 만성 피로와 수면 장애를 심화시키며, 혈당이 불안정해지면 미세혈관이 많은 시각 기관에서 대비 감도와 세포 회복력이 떨어지는 현상이 나타난다. 저자가 임상에서 관찰한 많은 사례에서 장내환경이 나쁜 환자들은 눈이 쉽게 피로해지고 오후가 되면 시야가 흐려지거나 미세한 초점 조절이 어려워지는 패턴을 보였는데, 이는 장내 상태가 눈과 뇌 기능에까지 영향을 주는 생리학적 연결을 보여 준다.

장내미생물의 다양성과 건강을 결정짓는 것은 우리가 매일 반복해서 먹는 식습관이며, 과도하게 정제된 탄수화물, 인스턴트 음식, 과당이 많은 음료, 항생제의 잦은 사용, 수면 부족, 스트레스는 장내미생물의 균형을 빠르게 무너뜨린다. 반대로 식물성 섬유질이 많은 식단과 발효식품, 컬러가 풍부한 채소와 과일, 통곡물과 콩류는 장내미생물에게 다양한 먹이를 제공해 생태계를 풍부하게 만들고, 이 변화는 불과 몇 주 만에 면역 기능과 대사 안정, 뇌의 반응 속도에까지 영향을 미치기 시작한다. 한국인은 유난히 발효식품이 식문화에 깊이 자리잡고 있어 김치와 된장, 청국장 같은 전통 발효식품은 장내 세균의 균형을 되돌리는 데 큰 역할을 한다. 이런 식품들은 단순한 음식이 아니라 장내 생태계의 질서를 회복시키는 생명학적 촉매 같은 역할을 하는데, 발효 과정에서 만들어지는 유익한 미생물과 대사산물은 장벽을 보호하고 면역의 과민성을 낮추며 대사 효율을 높인다.

장내미생물이 좋아지면 동일한 보충제라도 효과가 훨씬 빨리 나타나고, 혈당과 대사의 안정성이 높아져 하루의 피로도가 줄고, 배변 패턴이 일정해지며, 수면이 깊어지고, 감정 기복이 완만해지며, 시력 피로와 오후의 뇌 흐림이 감소하는 변화를 경험하게 된다. 이는 보충제가 작용하는 경로가 단순히 혈중 농도나 약동학에 의해 결정되는 것이 아니라 그 성분이 실제로 세포에 도달할 수 있는지, 장내에서 어떻게 분해되고 흡수되는지, 장벽을 어떤 상태에서 통과하는지 등 훨씬 더 복합적인 생명 환경에 의해 조절된다는 사실을 의미한다. 결국 보충제의 효과는 그 자체의 품질보다 그것을 받아들이는 몸의 토대, 즉 장내 생태계의 상태에 더 크게 의존한다.

따라서 장내미생물을 돌보는 일은 장수와 건강의 측면에서 단순한 보조 전략이 아니라 생명 시스템의 가장 근본적인 기반을 다지는 작업이라고 할 수 있다. 섬유질이 풍부한 음식과 하루 한두 번의 발효식품, 다양한 색의 채소와 과일, 일정한 수면 리듬과 스트레스 조절은 장내 생태계를 건강하게 만들어 몸 전체를 안정된 방향으로 이끌고, 이 안정성 위에서 보충제는 훨씬 더 강력하고 자연스럽게 작용하게 된다. 장내 환경은 몸의 '은밀한 조절자'이며, 이 조절자가 건강할수록 몸은 적은 자극에도 강하게 반응하고 더 오래 버티며 더 천천히 늙어 가는 특성을 갖게 된다.

11장

정밀영양
(Precision Nutrition)

개인 맞춤형 시대의 시작

11-1. 유전자 기반 영양 — 타고난 설계도가 말해 주는 것들

인간의 몸은 누구에게나 비슷한 구조를 가지고 있지만 실제로는 완전히 다른 설계도를 품고 있으며, 이 설계도는 우리가 어떤 음식을 먹을 때 어떤 생화학적 반응이 일어나는지를 조용히 결정하고, 피로와 회복의 속도, 수면과 감정의 안정성, 비타민의 흡수 능력, 카페인의 민감도, 지방을 태우는 속도, 염증이 쉽게 올라가는 경향까지 깊고 넓은 차이를 만들어 낸다. 우리는 같은 음식을 먹고도 서로 다른 반응을 보이는 이유를 그동안 생활습관이나 기분 탓으로 돌려 왔지만, 정밀영양의 관점에서는 이것이 전부 유전자에 새겨진 대사 경로 차이에서 비롯된다는 사실이 분명해지고 있다. 유전자는 우리 몸이 사용하는 도구 세트의 종류와 품질을 결정한다. 어떤 사람은 엽산을 잘 흡수하지 못해 활성형 엽산을 필요로 하고, 어떤 사람은 비타민 D 수용체의 반응성이 낮아 충분한 햇빛 아래에서도 비타민 D 농도가 오르지 않으며, 어떤 사람은 카페인 분해 효소의 속도가 느려 커피 한 잔에도 심장이 빠르게 뛰고 잠을 이루지 못하는 반면, 또 다른 사람은 대사 속도가 빨라 커피를 마셔도 아무런 문제를 느끼지 않는다. 이런 차이는 생활습관이 아니라 유전적 대사 경로의 구조적 차이이며, 정밀영양은 바로 이 깊은 층에서 영양 전략을 설계한다.

유전자 기반 영양의 핵심은 단순히 "무슨 유전자 변이가 있는지 확인하는 것"이 아니라 그 유전자 변이가 실제 생활에서 어떤 함의를 가지는지 파악하는 데 있다. 예를 들어 MTHFR 유전자 변이가 있는 사람은 엽산을 활성형으로 전환하는 효율이 떨어지기 때문에 피로와 무기력, 우울감, 호르몬 불균형이 쉽게 나타날 수 있고, 단순 엽산 보충으로는 충분한 개선이 이루어지지 않는다. 이런 사람에게는 활성형 엽산과 B12, B6 같은 보조 요소가 함께 필요하며, 이 조합은 단순한 비타민 보충이 아니라 유전적 약점을 보완해 생명 흐름을 부드럽게 하는 정밀 조정에 가깝다. 비타민 D와 칼슘 대사 역시 유전적 특성에 따라 크게 달라져 어떤 사람은 해가 잘 드는 환경에서도 결핍이 나타나고 또 어떤 사람은 적은 양으로도 농도가 잘 유지된다. 정밀영양은 이런 개인차를 분석해 탄수화물·지질·단백질·비타민·미네랄을 개별화된 형태로 배치하고, 한 사람의 구조적 강점과 약점을 데이터 기반으로 정밀하게 보완한다.

유전자 기반 영양이 중요한 이유는 이것이 질병을 '치료하는 도구'이기 이전에 질병을 '예측하고 예방하는 지도'에 가깝기 때문이다. 어떤 사람은 지질 대사 관련 유전자 변이 때문에 평생 정상 체중을 유지해도 혈중 콜레스테롤이 쉽게 오르고, 또 어떤 사람은 혈당 상승을 유발하는 유전적 패턴을 가지고 있어 같은 음식을 먹어도 당화반응이 더 빠르게 일어난다. 이러한 차이를 모르면 사람은 자신의 몸과 싸우는 방식으로 영양을 조절하게 되고, 결과적으로 피로와 체중, 혈당, 염증, 시력, 수면 모두가 혼란스러운 패턴을 반복하게 된다. 정밀영양은 이 싸움을 멈추고, "내 몸은 왜 이런 반응을 보이는가"라는 질문의 해답을 제시하며, 타고난 설계도에 가장 잘 맞는 방식으로 영양 설계를 다시 짜는 과정이다.

유전자는 바꿀 수 없는 정보이지만, 그 유전자가 어떤 방식으로 발현되느냐는 환경과 영양, 생활 패턴이 결정한다. 정밀영양이 가진 힘은 유전자를 바꾸는 것이 아니라 유전자의 잠재력을 조절하고, 약점을 보완하며, 강점을 극대화하는 데 있다. 유전자 기반 영양 전략은 결국 "내가 어떤 구조로 태어났는지 이해하고 그 구조에 맞는 길을 찾아가는 과정"이며, 영양은 더 이상 평균값을 기준으로 적용되는 조언이 아니라 개인의 생명 구조를 중심으로 설계되는 과학적 지도가 된다.

11-2. 마이크로바이옴 기반 영양
— 장내 생태계가 영양효과를 바꾼다

인간의 장은 단순한 소화기관이 아니라 하나의 거대한 생태계이며, 이 생태계는 우리가 어떤 음식을 먹을 때 그것을 어떻게 분해하고 어떤 비율로 흡수하며 어떤 속도로 대사로 전환할지를 조용하게 결정하는 제2의 지능과도 같은 존재다. 장내미생물은 우리의 음식 선택을 무의식적으로 조정하고 면역계를 훈련시키며 호르몬의 균형을 잡아 주고 혈당을 안정시키며 뇌에 필요한 신경전달물질을 생성하는 일까지 관여한다. 그래서 어떤 사람은 똑같은 음식을 먹어도 체중이 잘 유지되고 기분이 안정되며 에너지가 일정하게 유지되지만, 또 어떤 사람은 쉽게 붓고 피로해지고 혈당이 출렁이며 소화불량과 변비를 반복하고 오후가 되면 두통이나 집중력 저하를 경험하는데, 이 차이는 대부분 장내미생물의 구성과 생태계의 안정성에서 비롯된다.

장내미생물은 단순히 소화 과정을 돕는 보조자가 아니라 우리의 생명 시스템에 깊숙이 관여하는 보이지 않는 연결망을 가지고 있다. 미생물 중 일부는 섬유질을 분해해 짧은사슬지방산을 만들고, 이 물질들은 장벽을 강화하고 염증 반응을 조절하며 혈당을 안정시키고 뇌로 가는 에너지 흐름을 부드럽게 해 주며, 황반과 시신경 같은 고에너지 기관의 회복을 돕는다. 반대로 장내미생물의 다양성이 낮아지거나 특정 균이 과도하게 늘어나면 장벽은 쉽게 손상되고 면역은 과민해지며, 미세한 자극에도 염증이 상승해 피로와 두통, 혈당의 불안정, 기분 변화, 잦은 갈증과 오후의 에너지 저하 같은 신호가 나타나기 시작한다. 저자는 임상에서 장내환경이 나쁜 환자에게서 오후가 되면 시야가 흐려지고 초점 유지가 어려워지는 현상이 반복적으로 나타나는 것을 관찰했으며, 이는 장내 생태계가 시력과 뇌 기능까지 영향을 미치는 생리학적 경로를 보여 주는 강력한 예시다.

마이크로바이옴 기반 영양의 핵심은 한 사람의 장내 생태계를 분석해 그 사람이 어떤 음식을 잘 받아들이고 어떤 음식에 염증 반응을 보이는지를 과학적으로 파악하는 데 있다. 어떤 사람은 통곡물이 혈당을 안정시키지만 또 다른 사람은 같은 통곡물에서 장내 발효가 과도하게 일어나 복부팽만과 피로를 경험하고, 어떤 사람은 유제품이 칼슘 흡수에 도움이 되지만 또 다른 사람은 유당 대사 효소가 부족해 소화불량과 피부 트러블을 겪는다. 누군가는 고지방 식단에서 에너지가 좋아지고 대사가 안정되지만, 또 누군가는 같은 식단이 지방간과 염증을 악화시키는 방향으로 작용한다. 이런 개인차는 식습관을 탓할 문제가 아니라 장내미생물의 구성과 그 미생물들이 가진 대사 능력의 차이이며, 마이크로바이옴 기반 영양은 바로 이 생태적 구조를 바탕으로 식단을 설계한다.

한국인은 세계 어느 나라보다 발효식품이 풍부한 식문화를 가지고 있어 마이크로바이옴 기반 영양 전략을 적용하기에 매우 유리한 조건을 가지고 있다. 김치와 된장, 청국장 같은 발효식품은 단순한 음식이 아니라 장내 생태계를 새롭게 구성하는 생물학적 촉매이며, 발효 과정에서 생성되는 유익균과 대사산물은 장벽을 강화하고 미세염증을 낮추고 장내 산도를 조절해 다양한 미생물이 공존할 수 있는 환경을 만들어 준다. 섬유질이 풍부한 한국형 채소와 해조류 또한 미생물에게 안정적인 먹이를 제공해 장내 다양성을 높이며, 이 변화는 단 몇 주만에 혈당 곡선과 대사 흐름, 피로도, 감정 안정성, 수면의 질까지 바꾸어 놓는 변화를 일으킬 수 있다.

보충제의 효과도 장내 환경에 따라 크게 달라진다. 장 상태가 건강하면 마그네슘과 오메가3, 비타민 D, 폴리페놀 같은 성분은 빠르게 흡수되고 세포까지 도달해 확실한 변화를 만들지만, 장 상태가 불안정하면 같은 영양제를 먹어도 흡수율이 떨어지고 체내 활용도가 낮아지며 기대한 만큼의 개선이 나타나지 않는다. 그래서 정밀영양의 관점에서는 보충제를 고르는 일보다 먼저 장내 생태계를 정비하는 것이 훨씬 중요하며, 장내 환경이 좋아지면 영양제는 훨씬 적은 양으로도 강하고 선명한 효과를 만들어 낸다.

결국 마이크로바이옴 기반 영양은 음식과 보충제가 몸에 어떻게 흡수되는지 이해하는 데서 출발해 장내 생태계를 설계하고 조정하는 방식으로 확장되며, 이는 단순한 식단 조절이 아니라 인간의 생명 환경을 재구성하는 과정에 가깝다. 장내미생물은 눈에 보이지 않지만 우리가 섭취하는 모든 영양소의 운명을 결정하는 '숨은 지휘자'이기 때문에, 그 지휘자가 건강할수록 생명 시스템은 더 부드럽고 효율적으로 작동하며, 노화의 속도는 완만해지고 생명력의 곡선은 더 안정된 형태로 유지된다.

11-3. AI 기반 섭취 알고리즘
─ 알고리즘이 '내 몸의 언어'를 읽기 시작하다

AI가 영양학의 중심으로 들어오게 된 이유는 인간의 몸이 단순한 기계가 아니라 수천 개의 변수와 패턴이 동시에 얽혀 움직이는 복잡계이기 때문이며, 이 복잡성을 인간의 감각이나 경험만으로 읽어 내는 데에는 근본적인 한계가 있다는 사실이 점점 더 명확해졌기 때문이다. 사람은 하루에도 수십 번 음식을 먹고, 수백 번 혈당이 오르내리며, 수많은 호르몬이 시간마다 변하고, 수면과 스트레스, 운동량은 매일 다른 패턴을 보이는데, 이런 변수를 분석해 무엇이 나를 피곤하게 만들었는지, 어떤 식사가 나에게 맞지 않는지, 어떤 영양제가 실제 도움이 되었는지를 정확하게 판단하기란 거의 불가능에 가깝다. AI 기반 섭취 알고리즘은 바로 이 지점에서 우리의 한계를 대신 넘어서며, 몸의 데이터를 읽고 패턴을 분석하고 예측 모델을 만들어 그 사람에게 가장 적합한 영양 전략을 제시하는 새로운 방식의 생명 기술로 자리 잡기 시작했다.

AI는 우리가 매일 무심코 쌓아 가는 생체 데이터를 정교한 언어로 번역해 준다. 혈당 그래프의 미세한 진폭과 회복 속도, 수면 중 심박 변동의 패턴, 스트레스가 높은 날 신체 반응의 변화, 운동 강도에 따른 회복 곡선의 차이, 식사 직후 체온과 에너지 수준의 작은 요동까지 AI는 사람이 인식할 수 없는 수준의 변화들을 연결해 의미를 찾아내고, 이 데이터를 바탕으로 "어떤 음식이 이 사람을 안정시키고 어떤 음식이 불안정하게 만드는가"라는 질문에 정밀한 답을 제안한다. 예를 들어 같은 식단이라도 어떤 사람은 아침에 탄수화물을 먹으면 혈당이 폭발적으로 올라 하루 전체 피로도와 집중력에 영향을 주지만, 또 다른 사람은 같은 탄수화물을 점심에 먹을 때 가장 안정적인 반응을 보인다. AI는 이런 패턴을 빠르게 학습해 그 사람에게 최적의 시간과 순서를 제안하며, 이를 반복하면 생명 시스템은 자연스럽게 더 부드럽고 안정적인 곡선을 그리기 시작한다.

AI 기반 영양 알고리즘이 특히 강력해지는 지점은 실시간 적응 능력이다. 인간은 컨디션이 좋지 않은 날에 왜 유난히 피곤한지, 어떤 음식이 갑자기 나에게 맞지 않는 것 같은지, 왜 회복이 더딘지 정확한 원인을 파악하기 어렵지만, AI는 그날의 수면 패턴과 운동량, 스트레스 지표와 심박 변동, 전날 밤의 식사 구성과 혈당 곡선을 함께 분석해 컨디

선 변화를 해석한다. 예를 들어 수면이 부족한 날에는 인슐린 감수성
이 떨어지고 스트레스 호르몬이 높아지기 때문에 탄수화물에 대한 반
응성이 과민해질 수 있는데, AI는 이런 변화까지 읽어 내 "오늘은 단백
질과 섬유질 중심으로 구성하는 것이 좋다"는 결론을 제시한다. 반대
로 몸이 안정된 날에는 평소보다 다양한 식단을 시도해도 무리가 없
다는 예측도 한다. 이처럼 AI는 시시각각 변하는 생체 신호를 기반으
로 그날의 최적 영양 전략을 계산해 주기 때문에, 영양은 더 이상 정적
인 계획이 아니라 실시간으로 조정되는 동적 시스템이 된다.

AI의 또 다른 강점은 개인차를 정확하게 반영한다는 점이다. 같은
음식이 사람마다 다르게 반응하는 이유는 유전자와 장내미생물, 생활
습관의 차이 때문인데, AI는 여러 날의 데이터를 누적 분석해 "이 사람
은 어떤 탄수화물에 혈당이 가장 안정적인지", "어떤 지방이 염증 반응
을 낮추는지", "어떤 단백질을 먹을 때 포만감이 오래 유지되는지", "어
떤 시간대에 식사할 때 수면의 질이 좋아지는지" 같은 복잡하고 개별
적인 패턴을 찾아낸다. 이는 개인이 자신의 몸을 감각적으로 이해하
는 것보다 훨씬 정확하며, 이런 패턴 기반 분석은 수십 년 동안 평균값
으로만 판단하던 영양 지침의 한계를 완전히 넘어선다.

AI 기반 정밀영양은 결국 "몸의 언어를 읽어 내는 알고리즘"이라고
할 수 있다. 인간은 혈당이 왜 갑자기 튀었는지, 수면이 왜 흐트러졌는
지, 어떤 영양소가 나에게 부족한지 직관적으로 이해하기 어렵지만,
AI는 이런 질문에 데이터 기반의 답을 제공하고 그 답을 바탕으로 가
장 적절한 영양 전략을 자동으로 조정한다. 이 과정이 반복되면 몸은

점점 더 안정적인 생체 리듬을 찾게 되고, 피로는 줄고, 체중은 무리 없이 조절되며, 혈당과 염증은 자연스럽게 낮아지고, 삶의 리듬 전체가 조용하게 정렬되기 시작한다. 결국 AI는 우리의 생명 패턴을 보조하는 기계가 아니라, 우리의 몸이 말하고 싶어 했던 신호를 해석해 주는 통역자에 가깝다.

11-4. 디지털 트윈 헬스케어
― 나의 또 다른 생체 버전이 영양을 설계한다

디지털 트윈은 실제 인간의 생체 데이터를 기반으로 생성된 또 하나의 '가상 나'이며, 이 가상 신체는 나와 동일한 대사 속도와 유전적 특성, 장내미생물 구성과 호르몬 패턴, 수면의 질과 운동량, 스트레스 반응과 혈당의 리듬까지 반영해 만들어진다. 이 기술이 영양학에서 중요한 역할을 하기 시작한 이유는 그동안 인간의 몸에서 실험해 볼 수 없었던 수많은 변수들을 가상 환경에서 안전하게 테스트할 수 있기 때문이며, 이 과정에서 개인별 최적의 식단과 보충제 조합을 사전에 계산해 미래의 몸 상태를 예측할 수 있다는 점 때문이다. 디지털 트윈 헬스케어는 결국 생명 환경 전체를 시뮬레이션하는 기술이며, 그 기술이 영양과 만나는 순간 영양학은 더 이상 경험 기반이 아닌 데이터 기반의 정밀한 설계 과정으로 진화한다.

디지털 트윈의 가장 큰 장점은 미래를 미리 볼 수 있다는 점이다. 예를 들어 특정 식단 패턴을 8주 동안 유지했을 때 체지방이 어떻게 변화할지, 지방간 수치는 어떻게 이동할지, 혈당 곡선은 얼마나 안정화될지, 수면과 피로도는 어떤 방향으로 움직일지, 염증 수치는 얼마나 감소할지 같은 변화는 실제 몸으로 실험하려면 몇 달이 걸리지만, 디지털 트윈에서는 가상의 나를 통해 며칠 내로 이 흐름을 예측할 수 있다. 이 과정은 단순히 체중 조절을 넘어 심혈관 위험도, 간 기능, 인슐린 민감성, 장내미생물의 다양성, 뇌 기능 안정도까지 예측 범위를 확장해 하나의 영양 전략이 생명 시스템 전체에 어떤 파장을 일으키는지를 정밀하게 보여 준다. 사람은 스스로 자신의 대사 흐름을 이해하기 어렵지만, 디지털 트윈은 수천 개의 변수를 조합해 '현재의 선택이 미래 신체 상태에 어떤 결과를 가져오는지'를 직관적으로 알려 준다.

디지털 트윈 기술이 영양 설계를 근본적으로 바꾸는 이유는 수많은 대안들을 동시에 시뮬레이션할 수 있다는 점이다. 예를 들어 아침에 탄수화물을 늘렸을 때와 단백질을 강화했을 때의 차이, 간헐적 단식을 16시간으로 했을 때와 14시간으로 줄였을 때의 차이, 오메가3를 1g 섭취했을 때와 2g 섭취했을 때의 염증 감소 곡선 차이, 장내미생물 개선식단을 4주간 유지했을 때와 8주간 유지했을 때의 차이를 실제 몸에 부담 없이 비교할 수 있다. 이러한 비교는 실제 몸에서는 불가능한 작업이며, 디지털 트윈은 이 불가능을 가능하게 만들어 개인의 선택을 정확한 데이터 기반의 결정으로 전환시킨다. 식단이나 보충제를 선택할 때 느꼈던 막연함은 사라지고, 데이터로 검증된 최적의 조합이 눈앞에 펼쳐진다.

디지털 트윈이 가진 더 깊은 의미는 한 사람의 몸을 단일한 시간 축으로 바라보지 않고, 다양한 미래 가능성을 동시에 열어 놓는다는 점이다. 인체는 생활 패턴에 따라 완전히 다른 방향으로 흘러갈 수 있으며, 어떤 선택을 하면 10년 뒤 건강이 어떻게 바뀌는지, 반대로 어떤 선택을 하면 위험요인이 어떻게 쌓이는지 우리는 직관적으로 이해하지 못한다. 그러나 디지털 트윈은 여러 개의 미래 시나리오를 동시에 계산한다. 예를 들어 고탄수화물 식단을 5년 유지했을 때와 균형식단을 유지했을 때의 심혈관 위험도를 비교하면 절대 보이지 않던 차이가 숫자와 그래프로 드러나고, 같은 양의 단백질이라도 흡수율이 좋은 패턴을 적용했을 때 근육량의 변화가 어떻게 다른지까지 시각적으로 확인할 수 있다. 이런 정보는 결국 사람의 선택을 더 현명하게 만드는 힘이 된다.

또한 디지털 트윈은 AI 기반 섭취 알고리즘과 결합해 빠르게 발전하고 있다. AI가 과거 데이터를 기반으로 현재 상태를 분석한다면, 디지털 트윈은 그 분석을 바탕으로 미래를 예측해 어떤 영양 전략이 나에게 가장 적합한지를 제안한다. 예를 들어 AI는 혈당 변동과 수면의 질을 분석해 오늘은 단백질 중심으로 가는 것이 좋다는 결론을 내리고, 디지털 트윈은 그 선택이 일주일 뒤 에너지 수준과 회복력에 어떤 변화를 가져올지 예측해 조정을 제안한다. 이 두 기술이 만나는 순간 영양 전략은 과거 기반 분석과 미래 기반 예측이 동시에 작동하는 정밀한 시스템으로 변하며, 이는 인간이 스스로 구성할 수 없는 생명 설계의 차원으로 우리를 안내한다.

결국 디지털 트윈 헬스케어는 영양을 단순한 선택이 아니라 설계로 만드는 기술이다. 가상 공간의 나는 실험 모델이 되고, 실제의 나는 그 결과를 누리며, 두 존재가 함께 움직이는 방식으로 생명 전체의 흐름이 재정렬된다. 이 기술은 병리학 중심의 의료를 예방 중심의 의료로 옮겨 놓으며, 미래의 영양학은 단순한 식단 조언이 아니라 데이터와 예측이 결합된 생명 디자인 과정으로 진화하게 된다.

11-5. 정밀영양의 미래
― '평균값의 영양'에서 '개별 생명 설계'로

정밀영양이 열어 가는 미래는 단순히 더 영양제를 잘 먹고, 더 좋은 식단을 선택하는 기술적 진보가 아니라 인간의 몸을 이해하는 관점 자체를 바꾸는 변화이며, 과거의 영양학이 평균값을 기준으로 누구에게나 똑같은 지침을 제공했다면 앞으로의 영양학은 개별 생명 구조를 바탕으로 생명 환경을 설계하는 방향으로 이동한다. 사람들은 오랫동안 영양을 '먹는 행위'로만 이해해 왔지만, 정밀영양의 시대에는 영양이 '데이터'가 되고, 데이터는 '예측'으로 이어지며, 예측은 곧 '설계'로 연결된다. 이 과정에서 음식과 보충제는 각각의 몸이 가지고 있는 유전자와 미생물, 대사 속도와 면역 반응, 수면 리듬과 신경계의 패턴에 맞춰 재배치되고, 그 결과로 우리는 같은 음식을 먹고도 서로 다른 몸을 만들어 내던 시대를 벗어나 각자의 몸에 최적화된 생명 경로를 따라가게 된다.

 정밀영양이 미래 의료를 바꾸는 가장 중요한 이유는 예방의 개념을 완전히 확장하기 때문이다. 과거에는 병이 생기면 치료하고, 수치가 나빠지면 보완하는 방식이 중심이었다면, 정밀영양은 그 수치가 나빠지기 전 단계에서 이미 위험 신호를 감지하고 변화의 방향을 교정한다. 예를 들어 장내미생물 다양성이 감소해 염증 경로가 활성화되기 시작하는 초기 단계, 혈당 변동 폭이 넓어져 인슐린 민감성이 떨어지기 시작하는 시점, 비타민 D 수용체 반응성이 낮아져 면역이 흔들리기 시작하는 구간, 수면 중 심박변동 패턴이 나빠져 회복력이 떨어지는 상태는 아직 질병이 아니지만 몸이 균형을 잃기 시작한 중요한 신호다. 정밀영양은 이런 신호들을 외면하지 않고 데이터 기반으로 해석해 가장 빠르고 부드러운 방식으로 원래의 건강 곡선으로 되돌린다. 이 관점에서 보면 영양은 더 이상 치료의 보조 수단이 아니라 미래 질병을 막는 가장 정교한 도구가 된다.

 정밀영양이 개인의 삶을 바꾸는 지점은 선택의 불확실성을 제거한다는 데 있다. 우리는 그동안 자신에게 맞는 음식을 스스로 찾아야 했고, 어떤 보충제가 나에게 잘 맞는지 시행착오로 확인해야 했으며, 피로가 쉽게 오는 이유가 수면 때문인지 혈당 때문인지 스트레스 때문인지 정확히 알지 못한 채 매일 몸을 굴려 왔다. 하지만 정밀영양의 시대에는 유전자 정보가 타고난 구조를 설명하고, 마이크로바이옴 분석이 장내 생태계를 보여 주며, AI 알고리즘이 그날의 생체 흐름을 해석하고, 디지털 트윈이 미래를 예측해 가장 적절한 선택을 제안한다. 이렇게 다층적이고 정밀한 정보가 모이면 사람은 더 이상 몸의 신호를 추측하거나 감으로 판단하지 않아도 되고, 각 선택은 데이터로 검증되며, 몸은 점점 더 안정적이고 예측 가능한 방향으로 정렬된다.

정밀영양은 결국 영양을 '개별 생명 설계'로 확장시키는 기술이다. 이 과정은 단순히 영양을 개선하는 차원이 아니라 사람의 미래 건강 경로를 설계하는 일이며, 나이가 들어도 근육을 유지하고, 혈당을 안정시키고, 염증을 낮추고, 뇌의 반응성을 보호하며, 시력과 회복력을 지키는 선택을 지속적으로 이어 갈 수 있도록 돕는다. 정밀영양의 시대가 완전히 도래하면 병원의 진료는 과거처럼 질병이 발현된 후의 치료 중심이 아니라, 그 사람의 유전자와 장내 환경, 생체 데이터와 생활 패턴을 기반으로 가장 효율적인 방향으로 생명 전체를 조율하는 방식으로 바뀌게 된다. 영양은 미래의학의 핵심 기둥이 되고, 음식과 보충제는 단순한 선택이 아니라 개인의 생명 구조를 설계하는 중요한 정보가 된다.

내가 바라보는 정밀영양의 도착점은 결국 인간 각자가 자신의 몸을 더 깊이 이해하고, 그 이해를 바탕으로 더 건강하고 길며 의미 있는 삶을 스스로 구성할 수 있는 시대이다. 이 시대에는 영양이 더 이상 '보편적 조언'이 아니라 '개별 생명 전략'이 되고, 과학과 기술은 각자의 생명 흐름을 가장 부드럽고 정확한 방향으로 안내하는 조력자가 된다. 정밀영양은 단순한 기술의 진화가 아니라 인간이 자신의 생명 구조를 스스로 설계하는 시대의 시작이자, 미래의학이 본격적으로 생활 속으로 스며드는 첫 번째 진정한 전환점이라고 할 수 있다.

12장

생명연장 기술과 영양제의 관계

12-1. 영양제는 생명연장의 '전 단계 기술'이다

생명연장을 향한 현대 의학의 발전 속도는 과거 인류가 경험했던 어떠한 의료 혁신보다 빠르고 강력하지만, 이 기술들이 실제로 개인에게 의미 있는 변화를 만들기 위해서는 그 기술이 작동할 수 있는 최소한의 생물학적 기반이 필요하며, 이 기반을 만드는 데 핵심적인 역할을 하는 것이 바로 영양 전략이다. 영양제는 단순히 피로를 줄이거나 부족한 성분을 채우는 보조적 도구가 아니라, 미래의 생명연장 기술들이 제대로 작동하기 위해 반드시 갖추어야 하는 초기 템포를 만드는 생명학적 구조물이라고 보는 것이 더 정확하다. 세포가 스스로를 유지하기 위해 필요한 아미노산과 미토콘드리아가 에너지를 생산하기 위해 필요한 보조 인자, DNA가 손상을 복구하기 위해 필요한 항산화 물질과 미량 미네랄, 면역 시스템이 균형을 유지하기 위해 필요한 비타민과 폴리페놀은 모두 우리가 섭취한 영양에서 비롯된다. 만약 이 기반이 취약하면 미래의 첨단 기술이 아무리 뛰어나도 그 혜택은 충분히 나타나지 않는다.

생명연장 기술이 의미를 가지려면 인간의 몸은 먼저 자신을 유지할 수 있는 기본 체력을 확보해야 하고, 그 체력을 결정하는 것이 대사와 염증, 호르몬 균형, 장내 생태계 같은 근본적 환경이다. 영양은 바로 이 환경을 조절한다. 단백질과 미토콘드리아 활성 성분은 회복력을 만들고, 비타민 D와 오메가3는 면역의 균형을 조정하며, 마그네슘은 스트레스 반응과 신경계의 안정을 유지하고, 폴리페놀은 염증을 낮춰

세포가 자신의 역할을 부드럽게 수행하도록 돕는다. 이런 기초 환경이 무너지면 노화는 가속되고, 세포는 손상을 복구하지 못하며, 미토콘드리아는 에너지를 안정적으로 만들지 못해 생명 전체의 리듬이 불안정해진다. 영양제는 바로 이 리듬을 안정시키고 생명 기술을 받아들일 수 있는 신체적 기반을 구축하는 전 단계 기술이 된다.

앞으로 몇 년, 몇 십 년 안에 유전자 치료와 세놀리틱스, 줄기세포 치료, 나노의학이 본격적으로 실용화되기 시작하면 생명연장의 문은 분명히 열릴 것이다. 하지만 이 문이 열리는 순간 그 혜택을 즉시 누릴 수 있는 사람은 단순히 기술에 접근할 수 있는 사람만이 아니라 그 기술이 기대하는 생물학적 조건을 이미 갖추고 있는 사람이다. 영양 전략을 갖춘 사람은 그 문을 먼저 통과하게 되고, 이를 갖추지 못한 사람은 문이 열려 있어도 그 문턱을 넘기 어렵다. 그래서 영양은 생명연장을 위해 필요한 가장 첫 번째 단계이며, 기술보다 더 먼저 갖추어야 하는 가장 인간적인 기반이다.

12-2. 노화억제제(Senolytics)의 시대와 영양의 상호작용

노화억제제, 즉 세놀리틱스는 인류가 처음으로 노화를 정면에서 다루기 시작한 기술이라는 점에서 의미가 크다. 그동안 의학은 노화를 자연스러운 생물학적 흐름으로 받아들이며 그 결과로 생기는 질병을 다루는 데 집중했지만, 세놀리틱스는 그 흐름 자체를 되돌리거나 늦추는 방향으로 움직인다. 세놀리틱스는 세포가 일정 수준 이상 손상되었을 때 더 이상 정상적으로 기능하지 못하면서 주변 조직에 염증 신호와 스트레스를 전달하고 회복 능력을 떨어뜨리는 '노화세포'만을 선별적으로 제거해 조직 전체의 질을 개선한다. 이것은 노화를 억제하는 기술이라기보다 세포 환경을 정리해 젊은 조직이 다시 성장할 수 있는 공간을 확보해 주는 기술에 가깝다. 하지만 이 기술은 그 공간을 채울 수 있는 생물학적 자원이 충분히 준비되어 있을 때 비로소 온전한 효과를 발휘한다.

노화세포는 오래된 건물의 불량 구조물처럼 주변 공간을 어지럽히며 다른 세포들이 제 역할을 수행하지 못하게 만들기 때문에, 세놀리틱스는 마치 오래된 구조물을 치우고 새로 지을 기반을 닦아 주는 작업과 같다. 하지만 건물을 치운 다음 아무것도 채우지 않으면 그 공간은 그냥 비어 있는 상태로 남을 뿐이며, 그 비어 있는 공간을 새로운 조직이 채우기 위해서는 충분한 단백질과 미토콘드리아 에너지, 항산화 능력, 적절한 대사 환경이 필요하다. 세포가 새롭게 생성되기 위해서는 아미노산과 미세영양소가 필요하고, 세포막을 구성하는 데 필요한 지방산이 필요하며, 손상된 DNA를 복구할 항산화 방어체계와 대사 조절 능력이 필요하다. 이 모든 과정은 영양이 결정한다. 그래서 영양 기반이 취약한 사람에게 세놀리틱스를 적용하면 노화세포 제거에 따른 공간 확보는 이루어지더라도 조직 재생 속도는 떨어질 수밖에 없다. 마치 땅은 정리했지만 건물을 지을 재료가 없는 상태와 비슷하다.

세놀리틱스의 효과가 영양에 크게 의존하는 이유는 노화세포 제거 후 가장 중요한 단계가 바로 '재생'이기 때문이다. 노화를 되돌린다는 것은 단순히 손상된 세포를 없애는 것이 아니라 그 자리를 새롭게 만들어 내는 작업까지 포함하며, 이때 재생 능력은 미토콘드리아의 활력, DNA 수리 속도, 염증 조절 능력, 단백질 합성력 같은 영양 기반 요소들에 의해 결정된다. 단백질 부족한 몸은 새로운 조직을 빠르게 만들지 못하고, 미토콘드리아 기능이 떨어진 사람은 세포 분열 과정에서 필요한 에너지를 확보하지 못하며, 염증이 높은 상태에서는 새로운 세포가 자라기 전에 이미 손상을 입기 쉬운 환경이 된다. 따라서 세놀리틱스의 진짜 가치는 영양 상태가 좋을 때 비로소 극대화된다.

최근 일부 연구에서는 세놀리틱스와 항산화 영양소, 오메가3, 비타민 D, 폴리페놀 같은 요소들이 함께 작용할 때 조직 회복력이 눈에 띄게 증가한다는 결과들도 나오고 있는데, 이는 영양 환경이 단순한 보조 요소가 아니라 노화억제 기술의 필수적 파트너라는 사실을 보여준다. 특히 미토콘드리아를 활성화하는 성분과 충분한 단백질 섭취는 세놀리틱스 후 조직 재구성 과정에서 중요한 기반이 되고, 비타민 D와 오메가3는 염증 경로를 안정시키며 새로 생긴 조직이 건강하게 자리 잡을 수 있는 환경을 조성한다. 만드는 기술과 채우는 기술이 조화될 때 진정한 회복이 일어난다.

결국 세놀리틱스는 '비우는 기술'이고 영양은 '채우는 기술'이다. 비워진 자리를 채우지 못한다면 공간만 남고 회복은 이루어지지 않는다. 하지만 영양 기반이 잘 갖추어진 상태에서 세놀리틱스가 적용되면 몸은 마치 오래된 건물을 허문 뒤 그 자리에 더 강하고 효율적인 구조물을 빠르게 세우듯 빠르고 안정적인 재생을 경험하게 된다. 그래서 노화억제 시대의 진짜 승자는 기술에 먼저 접근한 사람이 아니라 기술이 제공한 기회를 몸으로 받아들일 수 있을 만큼 충분히 준비된 사람이다. 세놀리틱스는 미래의 핵심 기술이지만, 그 효과를 결정짓는 것은 결국 오늘의 영양 상태다.

12-3. 유전자 치료 · 세포치료와 영양의 통합 모델

유전자 치료와 세포치료는 인간의 생물학적 한계를 재구성하기 위한 가장 앞선 기술이지만, 이 기술들은 어느 날 갑자기 완성된 형태로 떨어지는 것이 아니라 아주 긴 시간 동안 축적된 과학과 임상 경험, 그리고 무엇보다 '몸의 환경'이라는 기반 위에서 작동한다는 점을 간과해서는 안 된다. 우리는 종종 미래의학을 이야기할 때 기술 자체가 인간을 바꾸는 것처럼 상상하지만, 실제로 기술이 인간에게 일으키는 변화의 강도는 그 기술을 받아들이는 몸의 조건, 즉 생리적 기반이 충분히 준비되어 있는가에 따라 극적으로 달라진다. 같은 유전자 치료를 받아도 어떤 사람은 눈에 띄는 효과를 경험하는 반면, 또 다른 사람은 체감할 변화가 거의 없는 이유가 바로 여기에 있다. 기술은 동일할 수 있어도, 몸은 결코 동일하지 않기 때문이다.

유전자 치료는 세포의 핵 안에 존재하는 유전 정보를 직접 수정하거나 새로운 정보를 추가하는 기술인데, 이것은 단순히 '오류를 고치는 작업'이 아니라 세포가 앞으로 어떤 방식으로 살아가야 하는지를 다시 지시하는 명령 전달 과정이다. 하지만 명령은 언제나 '실행 가능한 조건'이 갖추어져야만 의미가 있다. 예를 들어, 바쁜 도시에서 정교한 교통 계획을 세워도 도로가 이미 파손되어 있고 전기 공급이 불안정하며 작업 인력이 부족하다면 그 계획은 종이에만 존재할 뿐 실제로 구현되지 못한다. 유전자 치료가 인체에서 겪는 제한도 이와 비슷하다. 유전자 치료는 매우 정교한 설계를 세포에 전달하지만, 미토콘드리아 기능이 떨어진 세포나, 만성 염증 상태에 있는 세포, 항산화 능력이 고갈된 세포는 그 설계를 실제로 실행하기 위한 '생물학적 여력'을 가지고 있지 못하다.

세포치료 역시 마찬가지이다. 세포치료는 손상된 조직을 새로운 세포로 보충하거나, 기능을 잃어 가는 조직을 다시 활성화하는 기술이지만, 이 이식된 세포 또는 활성화된 세포가 생존하기 위해서는 적절한 생화학적 환경, 즉 낮은 염증, 안정된 혈당, 충분한 산소, 균형 잡힌 전해질, 세포막을 구성하기 위한 질 좋은 지방산, 회복을 위한 필수 아미노산이 반드시 필요하다. 이 조건들이 하나라도 부족하면 새로운 세포는 정착하지 못하거나 분열 속도가 현저히 떨어지고, 결국 기대한 치료 효과는 반쪽에 그칠 수밖에 없다. 세포치료는 세포 그 자체만의 치료가 아니라, 세포가 존재해야 하는 '집'을 함께 설계하는 작업이다. 영양은 바로 그 집의 기반 구조를 결정한다.

최근 여러 연구에서는 유전자 치료와 영양의 상호작용이 단순한 추상적 개념이 아니라 실질적 데이터를 통해 명확히 드러난다. 예를 들어 비타민 D는 단순한 뼈 건강의 영양소가 아니라 2만 개 이상의 유전자의 발현에 관여하는 조절자로 알려져 있으며, 비타민 D 농도가 낮을 때 특정 유전자는 발현이 지나치게 감소하고, 어떤 유전자는 비정상적으로 증가한다. 유전자 치료가 특정 유전자 경로를 조정하는 과정에서 이런 비타민 D의 결핍은 치료 효과를 왜곡하거나 예상보다 약화시키는 요인이 될 수 있다. 오메가3는 세포막의 유동성을 높이고 염증 경로를 조절해 세포치료 후 새로운 세포가 스트레스 없이 자리 잡을 수 있는 환경을 만든다. 마그네슘은 DNA 복구 효소의 작동에 필수적이며, 세포치료 후 손상된 DNA가 안정적으로 회복되는 과정에서 없어서는 안 될 물질이다. 즉 영양은 치료 효과를 높이는 보조제가 아니라, 치료가 요구하는 조건을 충족시키는 핵심 기질이다.

미토콘드리아의 역할을 조금 더 깊이 들여다보면 이 상호작용의 본질을 더 명확하게 이해할 수 있다. 미토콘드리아는 세포의 에너지 공장이라는 단순한 설명보다 훨씬 큰 생명학적 의미를 가진다. 미토콘드리아는 세포가 언제 분열해야 하는지, 언제 스스로 죽어야 하는지, 언제 회복해야 하는지를 결정하는 여러 신호를 생성하는 생명 시스템의 '의사결정 센터'와도 같다. 이 구조가 약해진 몸은 조금만 자극을 받아도 비정상적인 세포 사멸이 증가하고, 회복이 느려지며, 염증은 더 쉽게 높아진다. 유전자 치료나 세포치료는 미토콘드리아가 충분한 에너지를 제공하고 안정적인 환경을 유지할 때 가장 강력한 효과를 발휘하는데, 미토콘드리아 기능은 다시 영양에 의해 유지된다. 비타민

B군, 코엔자임 Q10, 알파리포산, 마그네슘, 타우린, 오메가3 같은 성분들은 미토콘드리아의 에너지 생성 경로를 유지하는 핵심 물질이며, 이 물질들이 부족한 몸은 유전자 치료든 세포치료든 반응이 늦고 회복이 불완전하다.

이처럼 유전자 치료와 세포치료는 기술의 문제가 아니라, 기술이 들어갈 '환경'의 문제로 확장되어야 한다. 미래의학은 결국 "명령을 내리는 기술(유전자·세포치료)"과 "명령을 실행할 수 있는 힘(영양·대사 환경)"의 결합이다. 어느 한쪽만으로는 생명 구조를 재설계할 수 없다. 기술이 아무리 발전해도, 생명은 결국 생화학적 환경 안에서 움직이기 때문이다.

미토콘드리아·염증·ECM(세포외기질)·호르몬·영양의 5중 상호작용

유전자 치료와 세포치료가 안정적으로 작동하기 위해서는 세포 내부의 구조만큼이나 세포를 둘러싼 외부 환경, 즉 세포외기질(ECM)과 염증 수준, 호르몬 신호, 신경계 반응이 모두 조화롭게 맞물려 있어야 하며, 이 다층적 환경의 핵심 조절자가 바로 영양이라는 사실은 종종 간과된다. 생명 시스템은 단일한 층에서 작동하는 기계가 아니라, 세포 내부와 외부, 대사와 호르몬, 미토콘드리아와 ECM이 동시에 움직이는 복합적 생태계이고, 이 생태계를 안정적으로 유지하는 가장 기초적인 힘이 영양이다. 미래의학이 점점 고해상도로 들어갈수록 오히려 "기초 환경"의 중요성이 더 커지는 이유도 여기에 있다. 기술이 정교해질수록 기술을 받아들일 '환경의 품질'이 성패를 결정하기 때문이다.

우리가 눈으로 볼 수 없는 세포외기질은 유전자 치료·세포치료의 성공 여부를 결정짓는 가장 중요한 무대라고 해도 과언이 아니다. ECM은 세포를 감싸는 하나의 구조물이 아니라, 세포가 분열하고 이동하고 신호를 주고받는 생체의 토양과 같은 공간이며, ECM이 건강할 때 세포는 자신이 해야 할 일을 정확히 수행하지만 ECM이 경직되거나 염증에 잠식되거나 산화 손상이 누적된 상태에서는 세포는 항상 스트레스 상태에 놓여 제대로 기능하지 못한다. 이때 영양은 ECM의 품질을 결정하는 가장 직접적인 요소다. 콜라겐 합성을 위해 필요한 비타민 C, 글리신, 프롤린, 구리는 ECM의 탄력과 구조적 안정성을 유지하며, 오메가3는 ECM 주변의 미세한 염증을 줄여 세포의 이동성과 생존율을 높이고, 폴리페놀은 ECM의 산화 스트레스를 완화해 세포가 신호를 정확하게 주고받을 수 있도록 돕는다. ECM이 건강해야 세포치료를 통해 들어온 새로운 세포가 정착할 수 있고, 유전자 치료를 통해 변형된 세포가 안정적으로 기능을 발현할 수 있다.

염증은 유전자 치료와 세포치료의 성공률을 결정짓는 또 하나의 근본 변수다. 염증은 단순한 통증 반응이 아니라 세포의 생존성과 재생능력을 결정하는 근본적인 생명현상이며, 염증 수준이 높아지면 유전자 치료 후 발현해야 할 경로들이 제대로 작동하지 못하고, 세포치료로 이식된 세포는 생존 자체가 어려워진다. 만성 염증 상태는 마치 끊임없이 불이 나는 도시처럼 세포가 편안히 자리를 잡을 징후를 보기도 전에 다시 스트레스를 받게 만드는 구조를 만든다. 이 염증을 억제하는 가장 강력한 전략은 영양 기반의 항염 조절이다. 오메가3는 염증특이 경로(특히 Resolvin, Protectin 경로)를 활성화해 염증을 적극적으로 해소하고, 비타민 D는 면역 조절 신호를 통해 과도한 염증 반응을 완화하며, 마그네슘은 신경계 흥분도를 낮춰 염증 중심축을 안정시키고, 폴리페놀은 염증 유발 분자인 NF-κB 경로를 억제해 장기적인 미세염증을 완만하게 만든다. 유전자 치료와 세포치료는 이 안정 상태에서만 최대의 효과를 발휘한다. 염증이 낮은 몸은 기술이 스며드는 속도가 빠르고, 염증이 높은 몸은 기술이 들어오기도 전에 방어 반응이 활성화되어 효과를 약화시킨다.

미토콘드리아는 생명 시스템의 에너지 센터이며, 유전자 치료와 세포치료의 후반부 성패를 결정짓는 핵심 요소다. 미토콘드리아는 단순히 ATP를 만드는 기관이 아니라 세포가 "새로운 프로그램을 실행할 것인지, 회복할 것인지, 분열할 것인지"를 결정하는 신호체계를 가지고 있고, 이 신호체계는 에너지와 영양 상태에 의해 민감하게 조절된다. 유전자 수정이 아무리 잘 이루어졌더라도 미토콘드리아가 충분히 활성화되어 있지 않다면 그 유전자가 가진 잠재력이 충분히 발현되지 못하는데, 이것은 마치 최신 소프트웨어를 설치했지만 컴퓨터의 전력이 부족해 제대로 작동하지 않는 상황과 비슷하다. 미토콘드리아 기능은 코엔자임 Q10, 알파리포산, 카르니틴, 비타민 B군, 마그네슘 같은 영양 요소들에 의해 결정되며, 이러한 성분들이 부족하면 유전자 치료는 종종 예상보다 훨씬 약한 효과만을 만들게 된다.

호르몬 또한 무시할 수 없는 변수다. 성장호르몬, 인슐린, 갑상선 호르몬, 코티솔, 성호르몬은 세포가 회복하고 분열하는 과정에 필수적인 역할을 한다. 갑상선 기능이 떨어진 사람은 세포 회복 속도가 느리고, 인슐린 저항성이 있는 사람은 유전자 치료 후 세포가 분열할 에너지가 부족하며, 만성 스트레스로 코티솔이 높은 사람은 세포치료 후 재생 과정이 반복적으로 지연된다. 이런 호르몬 불균형을 바로잡는 가장 기초적 전략이 바로 영양이다. 마그네슘은 스트레스와 코티솔을 누그러뜨리고, 비타민 D는 성호르몬의 균형을 조절하며, 충분한 단백질은 성장호르몬과 IGF-1 경로를 안정화한다. 즉 호르몬 균형은 외부에서 억지로 조정할 문제가 아니라, 영양 환경을 통해 자연스럽게 조절하는 것이 가장 근본적이다.

이 다섯 가지 층위, 즉 미토콘드리아·염증·ECM·호르몬·영양은 유전자 치료와 세포치료의 성능을 결정하는 다중 생명 시스템이다. 이 다섯 층 중 하나라도 무너지면 치료 효과는 그 수준만큼 약해지고, 다섯 층이 조화롭게 정렬되어 있을 때 기술은 강력하고 자연스러운 형태로 작동한다. 미래의 유전자 치료와 세포치료는 단일 기술이 아니라 이 다섯 층을 모두 통합한 복합 구조로 작동하게 되며, 영양은 이 모든 층을 조정하는 가장 근본적인 조율자다.

장내미생물 · 대사유연성 · 영양대사의 총합이 치료 성능을 결정한다

유전자 치료와 세포치료가 실제 인체에서 작동할 때 가장 과소평가되는 생명 시스템 중 하나가 장내미생물생태계이며, 이 생태계는 외부에서 들어오는 어떤 치료보다 먼저 몸의 환경을 평가하고 반응한다. 장내미생물은 우리가 먹는 영양소를 단순히 분해하는 존재가 아니라, 영양소를 생리적으로 의미 있는 신호로 변환하는 거대한 생화학 공장이다. 장내미생물의 상태가 좋지 않을 때는 같은 음식을 먹어도 염증성 대사물을 더 많이 만들고, 필요한 영양소는 흡수하지 못하며, 비타민과 짧은사슬지방산 같은 회복 물질을 충분히 생산하지 못한다. 이런 불균형 상태는 유전자 치료와 세포치료의 작동 기반을 약화시키며, 치료가 전달하는 신호를 제대로 해석하지 못한 세포들은 회복과 재생에 필요한 속도를 낼 수 없다.

특히 장내미생물이 생산하는 짧은사슬지방산은 세포의 염증 반응을 조절하는 신호물질이며, 이 물질들은 면역세포가 유전자 치료 후 어떤 반응을 보일지 결정하는 데 중요한 역할을 한다. 장 환경이 나쁜 사람은 면역 시스템이 미묘한 변화에도 과도하게 반응해 치료의 안전성과 효율성이 떨어지지만, 장내미생물 구성이 균형 잡힌 사람은 같은 치료를 받아도 면역 반응이 부드럽게 진행되어 회복력과 조직 재생 속도가 확연히 다르다. 결국 유전자 치료와 세포치료의 반응률은 장내 생태계가 어떤 상태인가에 따라 달라지고, 장내 생태계를 결정하는 것은 음식과 영양소라는 점에서 영양 전략은 치료의 전제 조건이 된다.

대사유연성 또한 결정적인 변수다. 대사유연성이란 몸이 상황에 따라 탄수화물, 지방, 케톤 등 다양한 에너지원으로 자연스럽게 전환할 수 있는 능력인데, 이 능력은 세포가 회복 과정에서 에너지 공급을 끊김 없이 유지할 수 있는 생명 시스템의 핵심이다. 유전자 치료 후 세포가 새로운 프로그램을 실행하려면 ATP가 대량으로 필요하고, 세포치료 후 새로운 세포가 자리 잡으려면 역시 막대한 에너지가 요구된다. 하지만 대사유연성이 떨어져 있는 사람은 혈당이 조금만 변동해도 체내 대사가 불안정해지고, 미토콘드리아는 원활한 에너지 생성 경로를 확보하지 못해 회복 속도가 늦어진다. 반면 대사유연성이 높으면 몸은 회복 과정에 필요한 에너지를 즉시 전환해 공급할 수 있어 치료 후 조직 재생이 훨씬 빠르고 안정적이다.

대사유연성을 결정하는 데 필요한 요소는 결국 영양과 생활 습관인데, 영양 요소 중에서도 단백질, 오메가3 지방산, 미토콘드리아 보조인자, 비타민 B군이 핵심 역할을 한다. 충분한 단백질은 포도당 신생과 아미노산 기반 에너지 경로를 안정화시키고, 오메가3는 지방산 산화 경로를 부드럽게 해 주며, 비타민 B군과 마그네슘은 탄수화물 에너지 경로의 효율을 높인다. 이 요소들이 균형 있게 충족되면 몸은 다양한 에너지원으로부터 ATP를 빠르게 생성할 수 있고, 이에 따라 치료 후 세포 회복 속도는 기하급수적으로 증가한다.

특히 단백질 대사는 유전자 치료와 세포치료의 성공을 결정하는 중심축이다. 단백질은 세포막, 효소, 호르몬, 신경전달물질, 면역 단백질, 콜라겐 등 인체의 거의 모든 구조물의 기본 재료이며, 새로운 세포가 자리 잡는 과정에서 단백질은 벽돌과 같은 역할을 한다. 단백질이 부족한 사람은 유전자 치료 후 세포가 새로운 기능을 발현할 때 필요한 효소와 구조 단백질을 빠르게 만들지 못하고, 세포치료 후 이식된 세포가 정착하는 과정에서도 세포막 구성에 필요한 아미노산이 부족해 생존율이 낮아진다. 반면 단백질이 충분한 몸은 치료 효과를 훨씬 높은 수준으로 끌어올릴 수 있다.

지방 대사 역시 치료 후 회복 속도를 결정한다. 건강한 지방산 구성은 세포막의 유동성을 결정하는데, 세포막 유동성이 좋을수록 세포는 스트레스에 강하고 신호를 더 잘 받아들인다. 세포막 유동성이 낮은 몸은 유전자 치료 후 세포 신호 전달이 둔해지고, 세포치료 후 새로운 세포가 조직에 통합되는 속도가 느려진다. 오메가3 섭취는 이 유동성을 크게 높여 세포의 반응성을 향상시키며, 폴리페놀은 지방산 산화를 안정화해 산화 스트레스가 축적되는 것을 막는다.

탄수화물 대사 역시 무시할 수 없다. 혈당 변동성이 큰 몸은 유전자 치료 후 세포가 에너지를 확보하지 못해 효과가 떨어지고, 세포치료 후 조직 재생 속도가 매우 느려진다. 비타민 D, 마그네슘, 크롬, 알파리포산은 탄수화물 대사를 안정시키는 핵심 영양소로, 혈당 조절이 안정될 때 치료의 반응률은 현저히 증가한다.

결과적으로 장내미생물, 대사유연성, 단백질·지방·탄수화물 대사의 균형은 유전자 치료와 세포치료의 실전 효율을 결정하는 강력한 결정자이며, 이 결정자는 모두 영양 상태의 직접적 반영이다. 미래의 유전자 치료는 기술로만 완성되는 시대가 아니라, 영양·대사·미생물·세포가 통합되는 복합적 생명 설계의 시대가 될 것이며, 이 구조를 이해하고 준비한 사람만이 기술이 제공하는 혜택을 가장 먼저, 가장 강력하게 누리게 된다.

미래 의료는 기술보다 '환경'을 먼저 묻는다.
준비된 몸이 가장 강력한 경쟁력이다

미래의학이 본격적으로 임상 현장에 자리 잡아 갈수록 의료의 초점은 점점 기술 그 자체에서 벗어나 기술이 작동할 수 있는 환경을 어떤 방식으로 구축할 것인가를 중심으로 이동하게 되고, 이 변화는 의료 패러다임 전체를 바꾸는 거대한 전환점이 될 것이다. 유전자 치료와 세포치료가 아무리 정교해져도 그 효과는 언제나 생물학적 환경이라는 필터를 통과한 뒤에야 현실의 변화로 이어지게 되며, 이 필터의 품질이 개인마다 극적으로 다르기 때문에 기술은 평등하게 주어지지만 결과는 결코 평등하지 않을 것이다. 의료가 기술 중심에서 환경 중심으로 이동하는 이 전환은 단순한 시각 변화가 아니라, 의료 철학 자체가 "질병을 발견하면 치료한다"에서 "미래의 치료가 들어갈 환경을 미리 구축한다"로 바뀌는 것을 의미한다.

앞으로의 의료는 반드시 질문을 바꿀 수밖에 없다. 과거의 의료가 "이 치료가 필요한가?"를 물었다면, 미래의 의료는 "이 치료가 제대로 작동할 몸인가?"를 먼저 묻게 된다. 같은 기술을 적용하더라도 몸의 준비 상태에 따라 결과가 크게 달라지기 때문이다. 이 질문은 결국 영양과 대사, 염증, 호르몬, 장내미생물, 미토콘드리아라는 다층적 환경을 평가하는 방향으로 나아가고, 이 환경을 강화하는 전략의 중심에는 언제나 영양이 자리 잡을 수밖에 없다. 영양은 단순히 몸을 보조하는 역할이 아니라 치료의 성공률을 결정하는 기반 시스템이며, 모든 치료는 이 기반 위에서만 작동한다.

인간의 몸은 기술의 수혜자가 아니며, 기술의 공동 설계자에 가깝다. 기술의 설계는 과학자가 하지만, 기술의 발현은 몸이 결정한다. 유전자 치료가 새로운 유전자를 삽입하거나 오류를 수정하는 데 성공한다고 해도, 그 유전자가 활성화되는 과정은 세포의 에너지 상태, 염증 반응, 호르몬 신호, 미토콘드리아의 활력 같은 몸 내부의 생화학적 리듬에 의해 결정된다. 세포치료로 새로운 세포가 주입되었을 때도 마찬가지로, 그 세포는 몸이라는 생태계의 일부가 되어 살아가야 하고, 이 생태계가 어떤 리듬을 가지고 있는가에 따라 세포의 생존과 기능 발현이 결정된다. 기술의 잠재력을 현실로 만드는 마지막 단계는 결국 세포 내부가 아니라 몸 전체의 환경이다.

이제 의료 시스템은 개인의 유전자 데이터와 장내미생물 데이터, 혈액·대사 지표, 영양 분석을 하나의 통합된 생명 지도처럼 다루게 될 것이고, 이 지도에 기반해 유전자 치료와 세포치료의 적정 시기를 결정하고, 필요한 영양 기반을 먼저 구축한 뒤 치료를 적용하는 방식으로 발전할 것이다. 미래 병원은 유전자 치료를 바로 시행하는 곳이 아니라, 치료에 앞서 몸의 환경을 정렬시키는 '생명 엔지니어링 센터'의 기능을 더 많이 수행하게 되고, 그 중심에는 영양 의학·대사 의학·미생물 의학 같은 분야들이 가장 가까운 전단 기술로 자리 잡게 된다.

특히 장내미생물 생태계는 미래의학에서 치료 반응을 예측하는 중요한 바이오마커로 떠오르게 될 것이다. 장은 단순한 소화기관이 아니라, 면역·신경·대사의 복합적 조절 센터이며, 유전자 치료 후 면역 반응을 안정화하는 데 절대적 기여를 한다. 장 생태계가 건강한 사람은 치료 후 회복 속도가 빠르고 부작용이 적으며, 장 생태계가 불안정한 사람은 치료 경과가 불규칙하고 회복 속도가 느리다. 이러한 차이는 장내미생물의 구성만이 아니라 그들이 영양소를 어떻게 변환해 어떤 신호물질을 만들어 내는가에 의해 결정되며, 영양 전략을 통해 장 생태계를 정렬하는 것은 단순한 보조 전략이 아니라 치료 성공률을 좌우하는 근본 전략이 된다.

또한 대사유연성은 치료 후 조직 재생 속도와 직결된다. 대사유연성이 높은 몸은 에너지 전환이 빠르고 세포가 필요한 순간에 즉시 ATP를 공급받을 수 있기 때문에 유전자 치료 후 새로운 유전자가 활성화되는 과정이 매끄럽고, 세포치료 후 새로운 세포가 자리 잡는 과정도 매우 빠르다. 반면 대사유연성이 떨어진 몸은 회복 과정 전체가 느림의 시간에 갇히게 되고, 치료를 받아도 몸은 마치 에너지가 부족한 공사 현장처럼 효율적으로 재생을 수행하지 못한다. 이런 차이는 영양을 통해 충분히 개선할 수 있다.

결국 미래의 생명연장 기술의 진정한 수혜자는 기술 그 자체에 접근할 수 있는 사람이 아니라, 그 기술이 들어갈 환경을 미리 구축한 사람이다. 기술의 시대에 가장 큰 경쟁력은 기술이 아니라 환경이며, 환경을 만드는 가장 기본적이고 직접적인 힘은 영양이다. 준비된 몸은 기술을 가장 빠르게, 가장 깊게 받아들이는 생물학적 구조를 이미 갖추고 있으며, 이 준비 과정은 영양 의학과 생활 습관을 통해 충분히 달성할 수 있다.

미래의학이 열어 가는 시대에 우리는 질문을 다시 던져야 한다. 과연 누가 유전자 치료와 세포치료의 혜택을 가장 먼저 누릴 것인가. 기술을 먼저 접한 사람이 아니라, 기술이 작동할 준비가 된 몸을 가진 사람이다. 미래의 생명연장은 의료 기술의 경쟁이 아니라 생명 환경의 경쟁이며, 이 환경을 가장 깊고 안정적이며 균형 있게 구축하는 사람만이 미래 의학의 문이 열릴 때 그 문턱을 가장 먼저 넘어설 수 있다. 기술보다 환경이 앞서게 되는 이 시대에 영양은 더 이상 주변부의 선택 요소가 아니라, 생명연장의 핵심 기반이자 미래의 의료가 의존하는 필수적인 전단 기술로 자리 잡게 된다.

장수는 선택이 될 수 있는가

밤하늘을 오래 바라보면 별빛이 먼 과거에서 온다는 사실이 떠오르곤 한다. 지금 눈앞에 보이는 그 빛은 수십 년, 어쩌면 수백 년을 건너뛰어 도착한 것이고, 빛을 보내던 별은 이미 다른 모습으로 변해 있을지도 모른다. 인간의 몸도 그와 비슷하다. 우리가 오늘 느끼는 건강과 생명력은 사실 그동안 쌓아 온 선택들, 그리고 어제의 환경이 보낸 신호들이 시간차를 두고 나타난 것이다. 미래 역시 마찬가지다. 미래는 어느 날 갑자기 출현하지 않는다. 우리가 내일 맞게 될 생명은 모두 오늘의 선택이 만들어 낸 '빛'이어서, 미래의 장수는 결국 오늘의 작은 결정을 통해 미리 보내 놓은 신호가 언젠가 되돌아오는 것에 불과하다.

나는 이것이 바로 장수가 선택이 될 수 있다는 가장 단순하고도 강력한 증거라고 믿는다. 미래는 멀리 있지 않다. 이미 지금의 몸 안에서 조용히 태어나고 있으며, 우리가 어떤 음식을 먹고 어떤 영양소를 선택하고 어떤 리듬으로 하루를 보내는가에 따라 미래의 모습은 조금씩 달라진다. 우리는 늘 거대한 혁신이나 대단한 사건을 통해 미래가 바뀐다고 생각하기 쉽지만, 진짜 변화는 늘 작은 것에서 시작된다. 장수라는 거대한 변화 역시 조용한 선택들 속에서 자라난다.

미래의학은 지금 우리가 알고 있는 의료와는 전혀 다른 형태를 띠게 될 것이다. 유전자 치료는 더 정교해지고, 세포치료는 더 안전해지며, 재생의학은 어린 시절의 회복력을 되돌리는 수준까지 확장될 것이다. 눈을 감고 생각해 보면, 가까운 미래에 사람들은 병원에 들어가 노화된 조직을 교체하고, 손상된 유전자를 복원하며, 필요할 때마다 새로운 세포를 공급받는 일이 전혀 낯설지 않을 것이다. 하지만 이 기술들이 모든 사람에게 같은 식으로 작동할 것이라고 믿는다면 그것은 미래의학을 오해하는 것이다. 기술은 평등할 수 있어도, 결과는 언제나 몸이 만든다.

이제 중요한 건 기술을 얼마나 빨리 도입하느냐가 아니라, 기술이 들어올 수 있을 만큼 몸을 얼마나 잘 준비해 두었느냐다. 인류의 역사에서 기술은 모두에게 그저 동일하게 주어진 적이 없었다. 기술은 문을 열지만, 그 문을 통과하는 속도는 사람마다 달랐다. 장수 기술 역시 마찬가지이다. 어떤 사람은 기술이 도착한 순간 곧바로 젊어지고, 어떤 사람은 기술의 혜택을 느끼기까지 시간이 많이 걸릴 것이다. 두 사람의 차이는 돈도, 지식도, 우연도 아니다. 몸이다. 준비된 몸은 기술의 언어를 이해하지만, 준비가 부족한 몸은 기술의 신호를 제대로 해석하지 못한다.

어느 날 병원에 찾아온 두 사람을 상상해 보자. 두 사람 모두 같은 유전자 교정 치료를 받고, 같은 재생 주사를 맞는다. 그러나 한 사람은 일주일 만에 눈빛이 밝아지고 피부가 도약하듯 되살아나며, 운동 능력까지 회복되는 반면, 다른 사람은 회복 속도가 더디고 피로감이 가시지 않으며, 몇 달이 지나도 생리적 변화를 크게 체감하지 못할 수도 있다. 이것은 의료의 실패가 아니라 준비의 차이에서 비롯된 현상이다. 한 사람의 몸은 기술이 원하는 환경을 이미 갖추고 있었고, 다른 사람의 몸은 아직 그 조건에 이르지 못한 것이다.

몸은 기술을 단순히 받아들이는 대상이 아니라 기술의 파트너다. 기술이 들어와야 할 공간을 스스로 정돈하지 않은 몸은 아무리 뛰어난 치료를 받아도 기대한 만큼의 변화를 만들기 어렵다. 마치 오랜 세월 정리되지 않은 방에 최신 기계를 넣어도 제대로 작동하지 않는 것처럼, 몸은 공간이며, 기술은 그 공간 속에서 자라는 씨앗이다. 영양은 이 공간을 준비하는 가장 현실적이고 가장 인간적인 도구다. 영양이 몸을 위한 "예습"이라면, 미래의 기술은 그 예습을 통과한 사람에게 가장 명확히 작동한다.

어쩌면 우리는 지금, 인류 역사상 가장 중요한 의료적 질문 앞에 서 있는지도 모른다. 과연 장수는 누구에게 허락될까. 기술을 가장 먼저 손에 넣는 사람? 부를 가진 사람? 정보를 독점한 사람? 아니다. 장수의 시대에 가장 앞서가는 사람은 준비된 사람이다. 몸이라는 가장 중요한 기계를 이해하고, 그 기계를 미래로 보낼 준비를 해 온 사람이다. 더 정확히 말하면, 장수는 미래가 아니라 '습관'이 만든다. 장수는 선택의 반복이다.

이제 장수는 선택이 될 수 있을까라는 질문을 독자에게 던져 보자. 질문은 사실 매우 단순하다. 당신은 당신의 몸을 미래로 보낼 준비가 되어 있는가. 당신의 몸은 기술이 내려 줄 선물을 받아들일 충분한 여지를 가지고 있는가. 지금 당신이 내리는 작은 결정들은 모두 미래의 문 앞에 도착할 당신 자신을 위한 신호들이다. 몸은 그 신호를 기억하고 축적하며, 언젠가 기술이 도착할 때 그 신호를 기반으로 반응할 것이다. 장수는 미래가 아니라 현재의 선택 위에서 자란다.

나는 이 책을 마무리하며 독자가 단 하나의 문장만 기억해 주기를 바란다. 미래는 갑자기 오지 않는다. 미래는 이미 당신의 몸 안에서 자라고 있다. 당신이 어떤 영양을 선택하고 어떤 리듬으로 살아가고 어떤 기회를 받아들이는가에 따라 미래의 길이는 달라진다. 오래 사는 일은 어느 날 갑자기 도착하는 행운이 아니라, 지금 이 순간 당신이 만들어 가는 작품이다.

그리고 마지막으로 남는 한 가지 질문.

"당신은 얼마나 오래 버틸 준비가 되어 있는가?"

이 질문은 두려움을 위한 것이 아니다.

희망을 위한 질문이다.

기술은 곧 도착할 것이다.

이제 당신의 몸이 대답할 차례다.